MICHAEL BLATE

Selbstheilung durch
HAND-AKUPRESSUR

HAND-AKUPRESSUR

MICHAEL BLATE

Edition DIE KRAFT DER NATUR

Dieses Buch ist ein Katalog und Elementarbuch für Techniken und Kenntnisse gedacht, wie sie seit langer Zeit im Orient und in der westlichen Welt in Gebrauch sind. Sie machen sich ein natürliches System innerhalb des Körpers zunutze. Es wird jedoch kein Anspruch auf ihre Wirkung erhoben, selbst dann nicht, wenn sie sachgemäß angewendet werden. Diese Techniken und Kenntnisse sind keine Alternative für entsprechende medizinische Behandlungen. Sie sind nicht gedacht, um maßgebliche westliche Erste-Hilfe-Methoden oder andere medizinische Behandlungstechniken zu ersetzen.

Dieses Buch ist für Joy.

Erschienen in der Edition DIE KRAFT DER NATUR
in der XENOS Verlagsgesellschaft mbH, Hamburg

Umschlaggestaltung
Klingenberg Werbeagentur GmbH, Hamburg
Aus dem Amerikanischen von Bodo Kugelmann
Produktion Karl-Heinz Möller
Printed in Hungary

Inhalt

Danksagung

Der Verfasser möchte seinen Dank und seine Anerkennung vielen Mitgliedern und Freunden des G-Jo Instituts ausdrücken. Besonders dankbar ist er

Laurie Blate
Al Fon
Andrea Holly Gold
Dick Knierim
Sandy Pasquale
Diane Ruby
Barbara Sisson
Jimmy Sullivan
Sharon Tufaro
Gail Watson
Peggy Wells

Was ist das G-Jo Institut?

Das G-Jo Institut ist eine gemeinnützige Naturgesundheits- und Bildungsorganisation. Es wurde 1976 gegründet und 1982 als Körperschaft etabliert. Seine Aufgabe ist die Entwicklung und Anwendung von drogenfreien Selbsthilfeverfahren. Ji-Jui (die deutsche Schreibweise von G-Jo) ist eine vereinfachte Form von Akupunktur ohne Nadeln (Akupressur). Die Aufgaben des G-Jo Instituts haben sich jedoch weit über den ursprünglichen Rahmen des einfachen Akupressurverfahrens hinaus entwickelt. Wir glauben, das es die Körper-Seele ist, und zwar nur die Körper-Seele, die sich selbst heilt. Aus diesem Grunde wenden wir uns diesem gesonderten Spektrum zu, um die angeborenen Selbstheilmechanismen der Körper-Seele mit einfachen, aber wirksamen Selbstheilverfahren freizulegen.

Wie benutze ich das Handbuch?

1. Lesen Sie den folgenden Text und machen Sie sich mit den Techniken des Buches vertraut.
2. Schlagen Sie Ihr Symptom oder Ihre Krankheit in Teil 1 auf. Falls Sie nicht unter einer Krankheit leiden, sondern Handakupressur zum allgemeinen Wohlbefinden oder als Vorbeugemaßnahme benutzen wollen, gehen Sie sofort zum Schritt 4 a weiter.
3. Beziehen Sie sich für das besondere Symptom, das Sie zu behandeln wünschen, auf die grafisch dargestellten Punkte im zweiten Teil. (Beachten Sie bitte: Die meisten Akupressurpunkte haben Namen, die den Symptomen oder Körperteilen und dem dazugehörigen Punkt entsprechen, doch einige werden einfach durch Querverbindungen, z. B. F—18, A—14 usw. genannt. Sie beziehen sich auf nicht erwähnte Punkte, die auf der entsprechend numerierten Fläche der Skizze liegen. Man findet sie, indem man sich nach den betreffenden Buchstaben oder horizontalen Linien auf- und abwärts bewegt. Das entspricht in etwa der Lage des Punktes auf Ihrer Hand.
4. Fangen Sie damit an, die entsprechenden Partien Ihrer Hand stark zu drücken und zu bearbeiten, bis Sie eine oder mehrere Stellen finden, die dem angegebenen Punkt entsprechen,
   oder

4a. Massieren Sie die gesamte Hand kräftig, bis Sie alle empfindlichen Stellen entdecken. Danach markieren Sie ein Kreuz auf der Zeichnung der Hände, die Sie zu Beginn des zweiten Buch-Teiles finden.

5. Bearbeiten Sie die empfindlichen Punkte eine halbe Minute lang (oder weniger) so gründlich wie möglich. Sie sollten mit der Dauer der Selbstbehandlung empfindlicher werden.

6. Ruhen Sie sich danach ein bißchen aus.
7. Wiederholen Sie die Selbstbehandlung mehrmals täglich, aber vermindern Sie die Intensität der Handakupressur in den folgenden Wochen nach und nach.
8. Halten Sie sich von offensichtlichem Übermaß z. B. im Rauchen, Essen und Trinken fern, denn das könnte Ihr Problem erschweren. Lesen Sie soviel über Naturheilverfahren und -behandlungen wie möglich. Verbessern Sie Ihre Ernährung. Außerdem sollten Sie jeden anderen notwendigen Schritt unternehmen, um Ihr Vergnügen, Ihr Glück und Ihre Gesundheit zu erhalten.

Vermeiden Sie Handakupressur, wenn Sie schwanger sind (besonders nach dem dritten Schwangerschaftsmonat);
wenn Sie geschwächt oder ernshaft krank sind oder regelmäßig aus gesundheitlichen Gründen Medikamente einnehmen, z. B. bei Krebs, Diabetes usw.;
wenn Sie ein chronisches Herzleiden haben, insbesondere wenn Sie einen Herzschrittmacher haben oder andere künstlich energieregulierende Apparate benutzen.

Übersicht

Handakupressur, manchmal Handreflexologie genannt, ist eine alte Selbstheiltechnik, die jahrtausendelang in Orient in großem Umfange angewendet wurde. In der westlichen Welt ist sie seit Ende der sechziger Jahre beliebt. Handakupressur ist eine leicht auszuübende Methode, um Ihre Gesundheit und das Wohlbefinden wiederzuerlangen. Diese Technik kann von jedermann in normalem Gesundheitszustand mehrfach täglich angewendet werden (siehe Hinweise am Anfang dieses Buches). Handakupressurpunkte sollen einen diagnostischen und therapeutischen Nutzen haben. Wenn sich ein bestimmtes Symptom zeigt, beispielsweise Kopfschmerzen, oder ein Schmerz im unteren Zeil Ihres Rückens, können Sie sich sofort auf dieses Symptom im ersten Teil dieses Handbuches beziehen und die entsprechenden Handakupressurpunkte finden, um die Beschwerden zu mildern oder zu heilen. Sie können auch einfach die gesamte Hand bearbeiten, indem Sie stark drücken, bis Sie die empfindlichen Stellen entdecken. Dann finden Sie im zweiten Teil des Buches die grafische Darstellung der Punkte, die diesen empfindlichen Stellen, die Sie entdeckt haben, entsprechen. Dadurch können Sie einen Einblick über den Zustand Ihrer inneren Organe und Drüsen gewinnen. (Jeder dieser Punkte ist mit einem sogenannten Reflex verbunden, der seinerseits zu einem bestimmten Körperteil, zu einem Organ oder zu einer Drüse führt.) Diese Punkte sollten bilateral stimuliert werden, das heißt an beiden Händen, es sei denn, daß es ausdrücklich anders angegeben sei. Die Information über diese Punkte und ihre Lage ist einer Reihe von Quellen entnommen. Die Lage der Punkte in den grafischen Darstellungen ist nur *ungefähr* angegeben. Die einzig wahre Methode, um Ihre Punkte zu finden, ist, wenn Sie mit bis zu 10 kg Druck pressen, bis Sie einen empfindlichen »Schmerz-Punkt« an der Stelle Ihrer Hand finden.

Sollten Sie keinen solchen Punkt finden, bedeutet das, daß Sie entweder nicht stark genüg gedrückt haben oder daß dieser Punkt therapeutisch nicht wirksam ist. Meistens sind die empfindlichsten Stellen auch am wirksamsten, um Linderung und Heilung zu bewirken.

Für therapeutische Zwecke benutzen wir nur Punkte, die druckempfindlich sind. Wenn sie nicht mehr empfindlich sind, benutzen Sie die Punkte nicht mehr. Vermeiden Sie jeden Akupressurpunkt, der unter einer Narbe, einem Muttermal oder einer Warze liegt. Warten Sie mindestens vier Stunden nach der Einnahme von Drogen, Medikamenten, Alkohol oder anderen berauschenden Getränken, ehe Sie Handakupressur anwenden. Warten Sie etwa eine halbe Stunde, nachdem Sie heiß gebadet oder eine reichliche Mahlzeit zu sich genommen haben, ehe Sie diese Technik anwenden. Ansonsten können Sie Akupressur jederzeit durchführen.

Wie Handakupressur funktioniert

Handakupressur soll wirken, indem der Fluß der »Lebenskraft« im ganzen Körper aktiviert wird. Ein heilendes Netzwerk energietragender Kanäle soll in den Händen enden. Am anderen Ende jedes Kanals ist ein Organ, eine Drüse oder ein Körperteil, und an der Hand ist ein Akupressurpunkt. Die Lebenskraft bewegt sich in diesen Kanälen wie Elektrizität — hin und her, zu den verschiedenen Endpunkten. Wenn Lebenskraft, die wir als Bioenergie bezeichnen können, sich zu schnell oder zu langsam durch die Kanäle bewegt, so funktioniert das entsprechende Organ oder der Körperteil schlecht. Krankheitssymptome oder Leiden resultieren daraus. Wird eine nützliche Akupunktur eingeleitet oder angeregt, ergibt sich zumindest vorübergehend ein normaler und ausgeglichener Fluß der Bioenergie.

Mißbrauch verursacht Leiden

Krankheiten und Leiden haben oft komplexe Ursachen, und dennoch lassen sich die meisten Krankheiten auf Mißbrauch des Körpers zurückführen. Wir mißbrauchen unseren Körper auf vielerlei Arten: durch falsches Essen und Trinken, durch lieblose Gedanken und Empfindungen, durch Situationen zuhause oder am Arbeitsplatz, die voller Streß oder voller Erniedrigung sind, oder durch den Genuß von Tabak und/oder Drogen. Die Liste ist schier endlos. Erstaunlicherweise ist der Mißbrauch meistens *selbst gewollt* und selbst verursacht. Das zeigt einerseits, was für eine selbstzerstörerische Natur wir in uns haben; andererseits sind wir in der Lage, Leiden, die wir uns gewollt zufügen, unter Kontrolle bringen zu können, wenn wir es wirklich wollen.

Weder Akupressur noch irgendwelche andere Naturheilverfahren können wirklich erfolgreich sein, wenn nicht gewisse Regeln für die Heilung beachtet werden. Dazu zählen:

1. Um gesund zu werden, müssen wir zuerst einmal wirklich gesund sein *wollen*. Das ist eine entscheidende Regel beim Heilen: Keine Heilung kann erfolgen, es sei denn, wir wollen es wirklich und geben uns dem Heilungsprozeß ganz und gar hin.
2. Wir müssen den Mißbrauch, der uns krank sein oder leiden läßt, erkennen und abstellen. Um die Heilung zu beschleunigen, ist es angebracht, den Mißbrauch des Körpers durch einen besseren Lebensstil abzubauen. Eine entsprechende Diät, gemäßigtes Vergnügen sowie geistige Selbstentwicklung sind dabei von entscheidender Bedeutung.
3. Wir müssen eifrig in unseren Bemühungen sein. Die meisten (häufig chronischen) Leiden Erwachsener ergeben sich aus Jahren des Mißbrauchs. Und was sich

jahrelang entwickelt hat, kann nicht in ein paar Tagen geheilt werden.

4. Wir dürfen uns nicht entmutigen lassen. Die menschliche Körper-Seele ist ein mächtiger, selbstheilender Mechanismus, der in der Lage ist, viele, selbst äußerst bedrückende Leiden zu heilen, solange diese Regeln befolgt werden.

Über Heilphänomene

Krankheiten und Leiden entstehen häufig durch Mißbrauch. Sie werden gewissermaßen in den verschiedenen Organen, die wir durch Handakupressur stimulieren, »gelagert«. Das Ergebnis der Mißbräuche kann man mit Giften vergleichen, die aus dem System hinausgedrängt werden, während der Heilungsprozeß vor sich geht.

Es ist für »Heilphänomene« nicht ungewöhnlich, daß sie während des Verlaufs der Handakupressur als kurze Perioden der Reinigung wirken. Das ist ein natürlicher Prozeß, und zwar ein gutartiger, und er sollte richtig verstanden und entsprechend bewertet werden. Typische Reinigungssymptome schließen ein: Veränderungen in den Bewegungen der Eingeweide, Kopfschmerzen (vor allem am Anfang der Selbsttherapie), Verdauungsbeschwerden oder ähnliche Unpäßlichkeiten, die durch einen Fluß von Abfallstoffen ausgelöst werden, die sich aus dem System lösen. Reinigungssymptome können sogar gefühlsmäßigen Streß einschließen, beispielsweise Depressionen oder Wutausbrüche. Diese Symptome, falls sie auftreten, sollten im allgemeinen binnen weniger Wochen nach Beginn der Handakupressur nachlassen und verschwinden. Anders als bei Krankheitssymptomen fühlen wir uns bei Heilphänomenen jedoch gut. Wir empfinden, nicht krank zu sein; wir reinigen uns lediglich.

Hinweis für die Leser

Auf den folgenden Seiten sind die in kursiver Schrift geschriebenen Akupressur- oder Referenzpunkte am wichtigsten.

Wenn einigen Akupressurpunkten, Namen oder Zahlen ein Fragezeichen (?) folgt, gilt das als *Anregung des Verfassers*. Sie ist durch andere Veröffentlichungen, Heiler, Lehrer oder Schriftsteller weder bestätigt noch in Abrede gestellt. Geht das Fragezeichen allen Akupressurpunkten voraus, bedeutet es, daß der Verfasser keine direkten Erfahrungen in der betreffenden Frage der Symptome oder Körperteile hat. Seine Vorschläge basieren jedoch auf seinem Verständnis der Energie- oder Akupunkturtheorie und ihren Anwendungen.

Teil I

Symptome, Krankheiten, Körperregionen und die Akupressurpunkte, die sie beeinflussen

After
Akne
Alkohol, Probleme mit
Allergien, nicht spezifiziert
Alpträume
Anaemie
Angina pectoris
Ansteckung
Appetitanregung
Appetitkontrolle
Arm
Arthritis
Asthma
Asthmatisches Atmen
Atemnot, Kurzatmigkeit
Atemsystem
Atmung (schwierige)
Auge

Bauchfellentzündung
Bauchspeicheldrüse
Becken
Bein
Beinkrämpfe (nachts)
Bisse
Blähungen
Bläscchenausschlag, Herpes simplex Virus II
Blase (Harnblase)
Blasenentzündung
Blinddarm
Blinddarmentzündung
Bluthochdruck
Blutsturz
Blutzucker (niedrig)
Bronchitis
Bruch (der Weichteile)
Brüche
Brüste
Brustdrüsenentzündung
Brustkorb

Chemische Verbrennungen

Depressionen
Dermatophykose
Diabetes mellitus
Dickdarm

Drüsen (geschwollene)
Drüsen mit innerer Sekretion
Dünndarm
Durchfall

Eierstöcke
Ellenbogen
Enddarm/Mastdarm
Entzündungen
Epilepsie
Epileptische Anfälle
Erbrechen
Erkältung und Grippe
Ermüdung, Ermattung, Erschöpfung
Erstarrungsgefühl

Fieberkontrollzentren
Finger
Frigidität
Frostbeule (Erfrierungserscheinungen)
Fruchtbarkeit
Furchtkontrollzentren
Furunkel, Gerstenkorn, Karbunkel
Fuß
Fußknöchel

Gallenblase
Gallensteine
Gastritis
Gaumen
Gebärmutter
Geburtenkontrolle
Gehirn
Gelbsucht
Gerstenkörner
Gesäß
Geschlechtsorgane
Geschlechtssystem
Geschlechtstrieb
Gesicht
Gicht
Grauer Star
Grippe
Grüner Star
Gürtelrose

Haar
Haarausfall
Hacke
Hämorrhoiden
Hals
Hand, Handgelenk
Harnleiter, Harnröhre
Haut
Hautausschlag (pustelartig und Ekzeme)
Hautentzündung
Hautgeschwüre
Heiserkeit
Herz, Herzanfall, Herzversagen
Heuschnupfen
Hexenschuß
Hinterkopf
Hirnanhangsdrüse
Hitzschlag
Hoden
Hörschwierigkeiten

Hüfte
Hühneraugen
Hungerkontrollzentren
Husten
Hypoglykämie
Hysterie
Hypothalamus

Impotenz
Ischias

Juckreiz

Kater (Alkoholmißbrauch)
Kehldeckel
Kehle
Kehlkopf
Kehlkopfentzündung
Knie
Knochen
Kolik (in den Därmen)
Kopf
Kopfschmerzen
Kopfschuppen
Koronarthrombose
Krampfadern
Krummdarm

Lähmung
Leber
Leberentzündung (Hepatitis)
Lidbindehautentzündung
Luftröhre
Lungen
Lungenentzündung
Lymphknoten, –drüsen

Magen
Magengeschwüre
Mandelentzündung
Menstruationsbeschwerden
Migräne
Milz
Multiple Sklerose
Mumps
Mund
Mundgeschwüre
Muskelkater
Muskelkrampf
Muskeln
Muskelzerrung

Nase
Nasenbluten
Nasennebenhöhlenentzündung
Nasenverstopfung
Nebennieren
Nebenschilddrüsen
Nerven
Nervenschmerzen
Nervenschwäche
Nervosität
Nesselausschlag
Nieren
Nierenentzündung
Nierensteine

Oberkiefer
Ohr
Ohrensausen
Ohrspeicheldrüse

Parasiten
Prostata

Rachen
Reisedurchfall
Reisekrankheit
Rheumatismus
Rippenfellentzündung
Rücken, oberer und/oder unterer
Rückenmark
Ruhr

Scheidenentzündung
Schilddrüsen und Nebenschilddrüsen
Schlaflosigkeit
Schlaganfall
Schlüsselbein
Schmerzkontrollzentren
Schnarchen
Schulter
Schulterblatt
Schuppenflechte
Schwellungen
Schwindelgefühle, Schwindelanfälle
Seekrankheit
Sonnengeflecht
Speiseröhre
Steifer Nacken
Steine (Gallenblase)
Steine (Nieren oder Harnblase)
Steißbein
Stirn
Suchtgefährdung

Tachykardie
Taubheit, plötzliche, akute
Tetanus, Kieferklemme
Thymusdrüse
Träumen, übermäßiges
Trigeminus-Nervneuralgie
Tripper, Gonorrhöe

Überaktivität
Unterkiefer
Unterleib, oberer
Unterleib, unterer
Urinkontrollzentren

Verbrennungen (einschließlich Sonnenbrand), Verbrühungen
Verdauungssystem
Verdauungsstörung
Vergiftung
Verstauchung
Verstopfung
Vitiligo (Scheckhaut)

Wangen
Wassersucht
Wechseljahre (Klimakterium)
Wirbel (Hals-, Brust-, Lenden-, Kreuzbeinwirbel)

Zahn, Zähne
Zahnbehandlung
Zahnfleischentzündung

Die Handakupressurpunkte befinden sich am Ende der Beschreibung eines jeden Symptoms

After (siehe auch: Dickdarm; Magen-Darm-System; Hämorrhoiden; Mastdarm usw.)

Der After ist Endpunkt des Mastdarms. Die allgemeinen Symptome schließen ein: Hämorrhoiden; Prolapsus ami (Vorfall des Dickdarms); Jucken im After usw.

Mögliche Gründe für das Jucken im After schließen ein: Krankheiten im After (Hämorrhoiden usw.); Madenwurmbefall (oder ähnliche Parasiten); Allergien; verschiedene Krankheiten wie Diabetes, Bläschenausschlag am Geschlecht, Gelbsucht.

Handpunkte: After; Prostata (auch bei weiblichen Personen).

Akne, Hautausschlag, Pickeln (siehe auch: *Allergien,* nicht spezifiert, Haut usw):

Soll aus einer mangelhaften Zusammenarbeit der Lungen, des Dickdarms, der Nieren und der Harnblase entstehen, wie traditionelle Therapeuten des Orients behaupten.

Beachten Sie: Akne scheint die Tendenz zu haben, im Winter schlimmer und im Sommer besser zu sein. Besonders heißes und/oder feuchtes Wetter kann einen akuten Anfall auslösen. Akut ist sie auch kurz vor, während und/ oder nach der Menstruation.

Handpunkte: Lungen, Nieren und die entsprechenden Körperteile; Drüsen mit innerer Sekretion (mit Vorsicht anzuwenden).

Alkohol, Probleme mit Alkohol (siehe auch: Zirrhose; Vergiftung)

Untersuchungen ergaben, daß weibliche Personen eine viel geringere Widerstandsfähigkeit gegenüber Alkohol haben als männliche Personen.

Handpunkte: Hypothalamus (?); Drüsen mit innerer Sekretion; Leber; Milz; Bauchspeicheldrüse.

Allergien: Nicht spezifiziert; siehe auch: Symptome, die mit Allergien in Zusammenhang stehen, wie wiederholte Körperreaktionen bei Berührung allergener Substanzen wie Holz, Federn usw.

»Ungewöhnliche« oder »versteckte« Allergiesymptome können folgendes einschließen: Schlaflosigkeit, übermäßiges Schwitzen, Rastlosigkeit, verstärkte Geruchsbildung, Depressionen, abnormalen Pulsschlag und viele

andere scheinbar nicht damit zusammenhängende Phänomene. Allergien sind im allgemeinen nicht heilbar. Sie schwächen sich jedoch ab durch einen entsprechenden »Gesundheitsstil«. Jeder Mensch hat mehrere Nahrungsmittel oder Substanzen, auf die er allergisch reagiert. Nahrungsmittelallergien scheinen »gradweise« oder »in Schichten« aufzutreten. Wenn also das stärkste Allergen aus der Ernährung fortgelassen wird, beginnt das nächstschwächere Allergen seinen Einfluß geltend zu machen. Die Ursache jeder Allergie, so nimmt man an, ist die *Furcht,* die durch die Nieren und Nebennieren kontrolliert wird.
Handpunkte: Blinddarm; Krummdarm; Nebennieren.

Alpträume (böse Träume, siehe auch Nervosität usw.):

Furchterregende Träume. Sie sind vor allem ein großes Problem in der frühen Kindheit, das im sechsten oder siebten Lebensjahr vorübergeht.
Handpunkte: siehe übermäßiges Träumen.

Anaemie:

Vom Typ Eisenmangel: Ein Mangel an roten Blutkörperchen, der schwierig, ja vielleicht gefährlich selbst zu diagnostizieren ist. Wegen möglicher innerer Blutungen (oder Krankheiten wie Leukämie), die für dieses Symptom die Ursache sein können, suchen Sie ärztlichen Rat.
Handpunkte: Leber; Schilddrüsen; Dünndarm; Milz; gesamter Dickdarm; Drüsen mit innerer Sekretion.

Angina pectoris (siehe auch: Brustkorb; Herz; Herzanfall; Herzversagen; Schmerzkontrollzentren)

Tiefe, krankhafte Schmerzen, die sich häufig auf den linken Arm und auf die linke Schulter erstrecken. Sie werden oft durch psychische oder körperliche Belastungen ausgelöst.

Suchen Sie sofort ärztliche Hilfe auf. Nur im Notfall sollte ein Druckpunkt stimuliert werden. Selbstbehandlung von Herzfehlern sollte vermieden werden, es sei denn, daß fachliche Hilfe nicht zur Stelle ist. Angina pectoris ist (meistens) durch einen Schmerz mitten in der Brust gekennzeichnet, der auch Furcht und Vorahnung auslöst – eine Art Warnung, die dem Leidenden befiehlt, sofort mit dem aufzuhören, was er tut. Angina pectoris wird schnell durch *Ruhe* beeinträchtigt. Wenn der Schmerz länger als 15 Minuten nach dem Ausruhen anhält, handelt es sich wahrscheinlich nicht um Angina pectoris.
Handpunkte: Herz; Brustkorb

Ansteckung (Infektion):

»Invasion« des Körpers durch verschiedene Organismen wie Bakterien und Viren.
Handpunkte: Benutzen Sie die Punkte für die entsprechenden Körperstellen.

Appetitanregung:

Das Verlangen nach Nahrung anzuregen und zu verbessern. Chronische Appetitlosigkeit kann *Anorexia nervosa* (Magersucht) erzeugen, eine gefährliche Selbstaushungerung (besonders bei gewichtsbewußten Frauen und

jenen, die in kurzer Zeit viel Übergewicht verloren haben). Holen Sie sich fachlichen Rat in einer solchen Situation.
Handpunkte: (?) Verdauung; Magen; Gallenblase; Leber.

Appetitkontrolle: siehe Hungerkontrolle

Arm (siehe auch: Ellenbogen, Hand, Schulter einschließlich Arm):

Es gibt einiges, was dem Arm widerfahren kann. Dazu zählen:

1. **Arterienblockierung** — gekennzeichnet durch: plötzliche Kälte, Prickeln und/oder Taubheit, die sich im Arm entwickelt und denen ernsthafte Schmerzen folgen; blaue oder scheckige Flecken werden auf der Haut sichtbar.
2. **Bruch** — gekennzeichnet durch: plötzlichen stechenden Schmerz, besonders wenn der Arm bewegt wird.
3. **Venenentzündung** — gekennzeichnet durch: Erwärmung der Haut an oder in der Nähe der betroffenen Stelle; Schwellung; (plötzliche) Schmerzen usw.
4. **Herzkrankheitssymptome** (beispielsweise Angina pectoris): bevorstehender / akuter *Herzanfall* — besonders wenn die Schmerzen in den linken Arm ausstrahlen.

Wenn Sie eines dieser genannten Symptome feststellen, *suchen Sie sofort einen Arzt auf.* Andere weniger gefährliche Probleme können sein: Verstauchungen, Zerrungen am Ellenbogen, Handgelenk, Schulter, Entzündungen usw.
Handpunkte: Arm; Hinterhaupt.

Arthritis

Zusammenfassende Bezeichnung für eine Reihe von Symptomen, die meistens mit Entzündungen der Gelenke in Zusammenhang stehen. Meistens haben Frauen dar-

unter zu leiden. Es gibt zahlreiche Selbstheiltechniken, unter anderem die Akupressur.
Handpunkte: Benutzen Sie die Punkte für die betroffenen Körperteile.

Asthma und asthmatisches Atmen (siehe auch: Atemnot, Kurzatmigkeit)

Verengung und Begrenzung der Luftwege in der Kehle. Die Symptome schließen Husten, Keuchen, Panik usw. ein. *Suchen Sie sofort ärztliche Hilfe auf.*
Handpunkte: Lungen; Nebennieren; C—18; D—18.

Atemnot, Kurzatmigkeit (siehe auch: Atemsystem, Asthma, Hysterie)

Schwieriges oder mühsames Atmen, das gewöhnlich symptomatisch für eine tieferliegende Krankheit ist. Atemnot tritt auf, wenn der Atmungsapparat des Leidenden vorübergehend nicht in der Lage ist, den Bedarf des Körpers mit Sauerstoff zu decken und das Atemvolumen auf 70% der Maximalkapazität absinkt. Der Betroffene könnte empfinden zu ersticken und in Panik geraten, was seinen Zustand möglicherweise noch verschlimmert. Da Atemnot häufig ein Symptom gefährlicher Unausgeglichenheiten im Atmungssystem ist, muß ein Arzt aufgesucht werden.
Handpunkte: (?) Lungen; Herz; Nebennieren.

Atemsystem (Atemwege, siehe auch: Bronchitis, Brustkasten, Lungen, Lungenentzündung):

Es schließt ein: Nasenhöhlen, Rachenhöhle, Kehlkopf, Luftröhre, Bronchien, Bronchiolen und die Lungen (die

nach orientalischer Tradition mit dem Dickdarm in engem Zusammenhang stehen sollen). Das häufigste Problem ist die gewöhnliche Erkältung (eine Entzündung des oberen Atemsystems). Weitere Probleme sind: Lungenentzündung, Tuberkulose, Wundgeschwulste, allergische Reaktionen wie Heuschnupfen, Niesen, Husten.
Handpunkte: Nebennieren, gesamter Dickdarm, Lungen.

Atmung, schwierige Atmung; siehe Atemnot

Auge (siehe auch Grauer Star, Bindehautentzündung):

Traditionelle orientalische Heiler meinen, das Auge sei »ein Kind der Leber«. Augenprobleme weisen auf Unregelmäßigkeiten der Leberfunktion (und auf das Partnerorgan, die Gallenblase) hin.
Handpunkte: Auge; Leber; Gallenblase; Magen; Dickdarm.

Bauchfellentzündung (siehe auch: unterer Unterleib)

Eine Entzündung des Bauchfells, die aus einer Reihe von Ursachen wie geplatzter Blinddarm, einer Wunde usw. entstehen kann. Zu den Symptomen zählen heftige Schmerzen im Unterleib, die häufig durch Körperbewegungen noch verstärkt werden, sowie Ausdehnung des Unterleibs. Erbrechen und/oder Durchfall können im Frühstadium auftreten; Fieber, Frösteln und beschleunigter Pulsschlag folgen.

Bauchfellentzündung hat meistens tieferliegende Ursachen. Nahrung und Flüssigkeiten sollten nicht zu sich genommen werden. Wird eine Bauchfellentzündung nicht ärztlich behandelt, kann sie zum Tode führen. *Suchen Sie sofort ärztliche Hilfe auf.*

Handpunkte: Krummdarm, Prostata, Blase (Harnblase), Blinddarm, Gebärmutter.

Bauchspeicheldrüse (Pankreas, siehe auch: Diabetes, Drüsen mit innerer Sekretion, Hypoglykämie [niedriger Blutzuckergehalt], Milz usw.).

Sie liegt unmittelbar neben der Milz, gerade unter dem Brustkorb und dem oberen Teil des Unterleibes. Diese Drüse produziert Insulin, Glukagon und Pankreassaft. Es ist ein lebensnotwendiges Organ und hängt nach traditionellen orientalischen Theorien sowohl mit der Milz als auch mit dem Magen zusammen. Dieses Organ ist verantwortlich für *Hypoglykämie* (niedrigen Blutzuckergehalt) und für Probleme wie Gelbsucht, *Diabetes mellitus* oder Bauchspeicheldrüsenentzündungen. Tiefsitzende heftige Schmerzen zwischen den Schulterblättern können besonders bei Männern mittleren Alters und bei älteren Männern entstehen. Sofortige ärztliche Hilfe ist angebracht. (Beachten Sie: Bauchspeicheldrüsenentzündung, eine Inflammation der Bauchspeicheldrüse, befällt Frauen häufiger als Männer.)
Handpunkte: Milz, Bauchspeicheldrüse, Magen.

Becken:

Der knochige Ring, der durch die Hüftknochen, das Kreuzbein, das Steißbein und die von ihnen gebildete Höhle geformt wird.
Handpunkte: (?) Blinddarm, Prostata.

Bein (siehe auch: Fuß, Knie; bei Fußkrämpfen siehe Krämpfe)
Handpunkte: Bein, Hüfte.

Beinkrämpfe nachts (siehe: Krämpfe und Muskelzuckungen).

Bisse

Wenn ein wildes Tier Sie beißt, besteht die Gefahr der Tollwut, insbesondere wenn der Biß von einem Fuchs, einem Eichhörnchen oder von kleineren Säugetieren herrührt. Versuchen Sie, das Tier einzufangen, um es in Gefangenschaft zu beobachten. Wegen der notwendigen Untersuchung ist es nicht ratsam, das Tier zu töten. Sollten Sie es jedoch getan haben, frieren Sie den Kopf ein, bis er in einem Laboratorium untersucht werden kann. Man unterscheidet drei Zustände eines tollwütigen Tieres:

1. Wütend, bösartig, mit Schaum vor dem Mund usw.
2. schwerfällig bis gelähmt
3. Das Tier benimmt sich »sonderbar«, das heißt, es hat keine Angst vor Menschen, kann aggressiv sein, Nachttiere sind plötzlich am Tag aktiv (beispielsweise Fledermäuse, Füchse usw.)

Blähungen (siehe auch unterer Unterleib, Verdauungsstörung; Verdauungssystem):

Es handelt sich um zu viel Gas im Magen, in den Därmen oder im Verdauungssystem. (Beachten Sie: Blähungen entstehen nach traditionellen Theorien des Orients durch die Tätigkeit der Leber und Gallenblase. Bei westlichen Eßgewohnheiten ist es »normal«, daß täglich zehn bis

fünfzehnmal Darmgase abgehen. Wird es erheblich mehr, verbergen sich dahinter »versteckte« Nahrungsmittelallergien und/oder unterdrückte feindliche Gefühle.)
Handpunkte: Leber; Dickdarm; Gallenblase.

Bläschenausschlag, Herpes simplex Virus II
Bläschenausschlag an den Genitalien; siehe auch Gürtelrose.

Eine starke, ansteckende Virusentzündung, vor allem an den Geschlechtsorganen und/oder am After. (Beachten Sie: *Bei den ersten Anzeichen für einen Ausbruch sollten Sie die Behandlung beginnen.*)
Handpunkte: (?) entsprechende Körperstellen.

Blase (Harnblase) (siehe auch: Steine, Nieren, Blasenentzündung, Geschlechtsorgane, Urinkontrollzentren):

Dieses Organ wird nach traditionellen Theorien des Orients als eines der zwölf wichtigsten Organe angesehen.
Handpunkte: Blase (Harnblase); Nieren.

Blasenentzündung (siehe auch Blase [Harnblase], Geschlechtssystem usw.)

Eine Entzündung der Blase. Häufig besteht das Bedürfnis, Wasser zu lassen, aber es kommen nur ein paar Tropfen, die meistens ein schneidendes, brennendes Gefühl verursachen.
Handpunkte: Nieren; Blase (Harnblase); Geschlechtsorgane; F—19.

Blinddarmentzündung (siehe auch: unterer Unterleib usw.)

Eine Entzündung des Blinddarms, der sich etwas rechts unter dem Nabel befindet. Die Entzündung kann ein ernstes Problem werden. Es besteht die Gefahr, daß der Blinddarm platzt. *Suchen Sie sofort ärztliche Hilfe auf.* Viele andere Probleme täuschen nur eine Blinddarmentzündung vor, wie z. B. Steine / Entzündung der Harnwege, besonders der Harnleiter; Dünndarmentzündungen; Eierstockzysten bei weiblichen Personen usw.
Handpunkte: Blinddarm; Dickdarm; nach oben hin ansteigend; Stirn.

Bluthochdruck, Überspannung:

Die Symptome sind sehr vielfältig. Neben erhöhtem Blutdruck können Schwindelanfälle, Müdigkeit, Schlaflosigkeit, starkes Herzklopfen, Schwächen, Kopfschmerzen usw. auftreten. Überspannung entsteht durch *krankhafte Verengungen der Blutgefäße,* die entweder durch Fett (oder durch andere »mechanische« Vorgänge) oder durch Furcht oder sonstige psychische Faktoren verursacht wird.

Nicht behandelter Bluthochdruck ist gefährlich. *Sie sollten sich sofort fachlichen Rat holen.* Hoher Blutdruck hängt häufig mit der Ernährung zusammen. Umfangreiche ernährungsphysiologische Veränderungen sollten vorgenommen werden. Dies genügt oft, einen erhöhten Blutdruck ohne Drogen und Medikamente unter Kontrolle zu bringen.
Handpunkte: (?) Nieren, Nebennieren, gesamter Dickdarm.

Blutsturz (siehe auch: Menstruationsschwierigkeiten; Nasenbluten und betroffene Körperstellen)

Blut fließt durch Arterien und Venen und transportiert Sauerstoff und Nahrung zu den Zellen und schafft verbrauchte Stoffe weg. Wenn Blutbahnen verletzt werden, läuft Blut aus. Auch eine Krankheit kann verursachen, daß Blut aus unverletzten Blutbahnen austritt (Diapedese). Beides wird als Blutung oder Blutsturz bezeichnet. Tritt zuviel Blut aus, stirbt man. Arterienblutungen müssen sofort gestoppt werden.
Handpunkte: entsprechende Körperstellen; E—18 (besonders bei Menorrhagie, übermäßiger Regelblutung zwischen den Menstruationsperioden).

Blutzucker, geringer (siehe Hypoglykämie).

Bronchitis (siehe auch: Brustkorb, Husten, Atemsystem, Kehle)

Eine Entzündung des Bronchialbaumes, zu dessen Symptomen Fieber, Rückenschmerzen, Muskelschmerzen, Kopfweh usw. zählen.
Handpunkte: Nebennieren; Dickdarm; Lungen; C—18; D—18.

Bruch (der Weichteile; siehe auch: unterer Unterleib)

Ein abnormes Hervorragen der Eingeweide durch die Bauchmuskelwand oder Bauchhöhle. Brüche werden oft verursacht durch Anheben überschwerer Lasten. Meistens erscheint am Unterleib eine kleine oder große Ausbuchtung. Es können Schmerzen auftreten. Die schlimmste Gefahr besteht darin, daß die Blutzufuhr der ausgetretenen Eingeweide abgeschnitten wird.
Handpunkte: entsprechende Körperstellen.

Brüche, gebrochene Knochen (siehe auch Knochen)

Akupressurverfahren ersetzen nicht die übliche Erste Hilfe der westlichen Welt, Notbehelfe wie Schienen, Eingipsen oder bewegungshemmende Umwicklungen.
Handpunkte: entsprechend betroffene Stellen.

Brüste (siehe auch: Brustdrüsenentzündung usw.)

Nach der Literatur des Orients eng mit dem Magen und/oder mit der Leber verbunden.
Handpunkte: Magen; Brust.

Brustdrüsenentzündung: (Mastitis, siehe auch: *Brüste* usw.)

Eine Entzündung der Brust. Sie schwillt an, wird rötlich oder knotig und/oder berührungsempfindlich. Tritt oft bei stillenden Müttern auf.
Handpunkte: (?) Brustkorb; Magen.

Brustkorb (einschließlich Schmerzen, zwischen den Rippen liegende Neuralgie usw.; siehe auch Brüste; Herz; Herzanfall; Lungen; Atemsystem)

Üblicher Name für »Thorax« zwischen dem Zwerchfell und Hals. *Jeder sich wiederholende Schmerz oder Gefühl der Schwere, besonders Unwohlsein, das in den linken Arm hineinzustrahlen scheint, sollte sofort ärztlich behandelt werden, weil es sich um einen schweren Herzfehler handeln könnte.*

Organe im Brustkasten (Thorax) schließen ein: die Lungen, das Herz, Atmen/Atemwege, und unter dem Rippenbogen auch die Milz, die Bauchspeicheldrüse, die oberen Teile des Magens und der Leber, das Zwerchfell.

Schmerzen und Unbehagen im Brustkorb können viele Ursachen haben, zum Beispiel:

1. **Angina pectoris** — insbesonders wenn es durch würgende oder erstickende Schmerzen angezeigt ist, die (meistens) in der Mitte des Brustkorbes auftreten und Angst aufkommen lassen. Häufig treten sie nach körperlicher Erschöpfung auf. *Angina-pectoris-Schmerzen hören im allgemeinen innerhalb einer Viertelstunde auf, wenn man ausruht.*
2. **Herzanfall, Herzversagen** (Herzstillstand) — besonders wenn die Schmerzen zwischen mäßigem Druck und schraubstockartigem Quetschen liegen *und sich bei Ruhe nicht mindern.* Weitere allgemeine Symptome schließen ein: Schwere Beklemmungen (mit dem Gefühl, daß der Tod naht); Kurzatmigkeit; Würgen und Erbrechen; Rülpsen; das Gesicht wird grau oder aschfarbig bei feuchtkaltem Atem usw. (Beachten Sie: Bei folgenden Symptomen handelt es sich wahrscheinlich *nicht* um einen Herzanfall, aber es *kann* Angina pectoris sein, wenn der Schmerz z. B. unter und links von der Brustwarze sitzt und dort bleibt oder wenn der Schmerz scharf und schneidend und nicht dumpf oder eine beklemmende Empfindung ist oder wenn der Schmerz kommt und geht oder wenn Erleichterung erfolgt, sobald man sich hinlegt, und wenn der Schmerz nur ein paar Minuten lang anhält.
3. Das Aufbrechen einer Pulsadergeschwulst ahmt oft einen Herzanfall oder ein Herzversagen nach.
4. **Pneumothorax** — besonders wenn sich ein scharfer Schmerz von der Schulter bis in den Unterleib hinzieht, wenn das Atmen schwerfällt und einem Unwohlsein in

Gicht:

Wiederkehrende Anfälle akuter Arthritis, die meistens die großen Zehen befallen. Das Hauptsymptom besteht aus milden bis qualvollen Schmerzen im großen Zeh oder darum herum. Manchmal entstehen Kristallbildungen am Rand des Ohres. Gicht wird durch unausgeglichenen Stoffwechsel der Harnsäure verursacht. Er kann durch übermäßigen Genuß von Wein oder durch verschiedene reichhaltige Speisen verursacht werden.
Handpunkte: betroffene Körperstellen.

Grauer Star (siehe Augen usw.)

Teilweise oder völlige Undurchsichtigkeit der Augenlinsen. Steht häufig mit Diabetes, übermäßiger Galaktose (durch Milch), der Unverträglichkeit von Fettsäuren, Bestrahlungen, Drogen usw. im Zusammenhang. Nach orientalischen Heilern kann grauer Star mit einem Leberschaden zusammenhängen.
Handpunkte: Auge; Leber; Gallenblase.

Grippe: siehe Erkältungen

Grüner Star (siehe auch: Auge usw.)

Eine Reihe von Beschwerden, die das Auge betreffen. Sie werden durch ein ungewöhnliches Ansteigen des Drukkes im Augeninneren, durch eine Härtung des Augapfels, durch ein begrenztes Sichtfeld, durch Lichthöfe bei künstlichem Licht und einen allgemeinen Verlust der Sehkraft gekennzeichnet. Wenn der Verdacht auf Grünen Star besteht, lassen Sie eine *vollständige* Augenuntersuchung

durchführen (nicht nur eine Druckmessung, da das allein irreführend sein könnte).
Handpunkte: Auge (?); Leber.

Gürtelrose (siehe auch: betroffene Körperstellen):

Eine besonders schmerzhafte Entzündung des zentralen Nervensystems. Zu den Symptomen zählen kleine Hautausscläge und Nervenschmerzen besonders um die Hüfte herum. Gürtelrose tritt meistens bei Personen über fünfzig Jahren auf.
Handpunkte: Brustkorb, Taille (?).

Haar, besonders ergrauendes Haar; siehe auch Haarausfall; Schuppen.

Traditionelle Heiler des Orients nehmen an, daß das Kopfhaar durch die Nieren und/oder Lungen kontrolliert wird. Damit gehört es zum Ausscheidungssystem des Körpers.
Handpunkt: Schilddrüse (vorsichtig anwenden).

Haarausfall:

Häufig durch ein Übermaß männlicher Hormone verursacht. Etwas Haarverlust ist allerdings so normal wie Haarregeneration. Das Leben einer Haarsträhne beträgt etwa 3 Jahre. Unausgeglichene oder schlechte Leber- und Nierenfunktionen werden als Ursachen angesehen, die weitgehend für Haarverlust in Frage kommen. Bei Haarausfall auf dem Vorderkopf könnte übermäßiger Genuß von Früchten und Flüssigkeiten die Ursache sein,

auch eine Darmkrankheit kann Haarausfall hervorrufen. Wenn Haarausfall hauptsächlich oben auf dem Kopf auftritt, deutet es auf zuviel tierisches Protein in der Nahrung hin. Haarausfall auf dem Hinterkopf könnte durch übermäßigen Genuß von Drogen oder Chemikalien entstehen, sowie Glatzköpfigkeit an den Schläfen auf übermäßigen Genuß von Süßigkeiten oder Drogen hindeutet.
Handpunkte: Schilddrüsen; Kopf; Nieren; Lungen. Sie sollten auch kurz die letzten Knöchel (eben hinter den Fingernägeln) sowie die Fingernägel täglich etwa dreißig Sekunden lang flink aneinanderreiben.

Hacke (siehe auch Fuß usw.)

Chronische Probleme mit der Hacke können ein Warnzeichen für Herzprobleme sein.
Handpunkte: Hacke

Hämorrhoiden (siehe auch After, Schmerzkontrollzentren, Mastdarm usw.):

Eine vergrößerte, ausgedehnte Vene im unteren Mastdarm und/oder in der Wand des Afters. Komplikationen können Entzündungen, Blutungen, Schmerzen und/oder Jucken sowie möglicherweise Thrombose einschließen. Man muß, um sich permanent von Hämorrhoiden zu befreien, meistens die Ernährung, die Toilettengewohnheiten und/oder die geistige Haltung verändern. Hämorrhoiden — sie treten häufig während der Schwangerschaft auf — werden durch Überdruck auf den Mastdarm verursacht (oft durch Verstopfung oder unverdaute Nahrung). Häufig treten gleichzeitig Probleme mit dem Gaumen auf. Hämorrhoiden, die Blutungen verursachen, kommen oft vor.
Handpunkte: After, gesamter Dickdarm, Mastdarm/Enddarm, Milz.

Hals, Nacken

Handpunkte: Hals.

Hand einschließlich Finger; siehe auch Arm; Handgelenk.

Handpunkt: (?) Handgelenk.

Handgelenk (inklusive Verstauchung; siehe auch Hand)

Handpunkte: Handgelenk

Harnleiter (Harnröhre; siehe auch: Blase [Harnblase], Geschlechtssystem).

Die bei Männern längere und bei Frauen kürzere Röhre, die von der Harnblase ausgeht. (Beachten Sie: Jede Harnleiterentzündung kann symptomatisch für eine Geschlechtskrankheit sein. Falls der Verdacht besteht, suchen Sie sofort ärztlichen Rat.)
Handpunkte: siehe Geschlechtssystem, F—18, 19.

Haut (siehe auch: Akne):

Nach traditionellen Theorien des Orients ist die Haut ein »Kind« der Lungen und des Dickdarms. Hautprobleme zeigen oft Unregelmäßigkeiten der Nierenfunktionen an. Entsprechend klären sich Hautprobleme, sobald die Nieren und/oder Lungen und der Dickdarm wieder entsprechend funktionieren. Hautprobleme können auch auf Unter- oder Überfunktionen der Schildrüsen hindeuten.
Handpunkte: Lungen, gesamter Dickdarm, Nieren, Blase (Harnblase), Schilddrüsen (Vorsicht!)

Hautausschlag, pustelartig und Ekzem (siehe auch Haut usw.):

Hautkrankheiten, deren Symptome krustenartige, gelbliche Bildungen und Pusteln sind (Impetigo) oder trockenere, rötliche Wunden (Ekzeme). Beide können einander gleichen.
Handpunkte: (?) Nebennieren, Nieren, Lungen sowie die entsprechenden Körperteile.

Hautentzündung (siehe auch Akne, Haut usw.):

Entzündungen der Haut, trockene oder aufgesprungene Haut sind häufig Symptome von Vitamin — A- oder B-Mangel.
Handpunkte: Lungen; Dickdarm; Schilddrüse.

Hautgeschwüre (siehe auch Diabetes, Haut, Krampfadern)

Fast immer entstehen Hautgeschwüre und ähnliche Leiden durch andere schwerwiegende Gesundheitsprobleme wie Diabetes mellitus, Krampfadern u. a. Suchen Sie sofort ärztlichen Rat für jede Form von Hautgeschwüren oder tiefergehenden Verletzungen.
Handpunkte: siehe Haut

Heiserkeit (siehe auch Kehlkopfentzündung, Kehle usw.)

Gereizte oder schleimbelegte Kehle und Stimmbandbereich, was eine kratzende und verzerrte Stimme bewirkt. Chronische Heiserkeit sollte vom Arzt behandelt werden.
Handpunkte: (?) Lungen, Brustkasten, Kehle, Mandeln.

Herz (siehe auch: Angina pectoris, Brustkorb, Herzanfall, Herzversagen usw.)

Nach traditioneller orientalischer Theorie ist es eines der zwölf wichtigsten Organe, das zusammen mit dem Partnerorgan, den kleinen Gedärmen, hauptsächlich für den Blut- und Energiekreislauf verantwortlich ist. Man betrachtet das Herz als den »König« der Organe. Es ist sehr verwundbar, und man sollte Selbstbehandlungen vermeiden, es sei denn, es gibt keine Alternative. Frühe Warnzeichen von Herzfehlern schließen Wassersucht (beispielsweise der Füße und Fußgelenke) ein. Weiterhin gehörten Atemlosigkeit nach leichten Anstrengungen (wie beim Treppensteigen usw.) dazu und ein hackender Husten, der sofort vergeht, sobald man aufsteht, aber wiederkommt, sobald man sich hinlegt oder sitzt. Außerdem zählen dazu: vergrößerte Fingerspitzen und/oder eine vergrößerte Nase; häufiges nächtliches Wasserlassen; kleine Blutklumpen oder Flecken unter der Haut, besonders um das Handgelenk herum. Gummiartige Handgelenke und Finger, wobei die haut und die Hände leicht gequetscht werden, lange, dünne, spinnenbeinartige Finger, die sich gummiartig anfühlen, aggressives, drängelndes und wetteiferndes Verhalten. (Beachten Sie: Ungewöhnliche Müdigkeit und/oder Ermattung sowie ein vermindertes Sexualverlangen und zahlreiche andere Symptome, die hiermit nicht in Zusammenhang zu stehen scheinen, können auch Frühwarnzeichen für Herzkrankheiten, Anfälle usw. sein.)
Handpunkte: Herz; Dünndarm; Blase (Harnblase); E—18 (Herzklopfen); der gesamte Ballen unter der Wurzel des Daumens in der Fläche der linken Hand (C—15, 16).

Herzanfall, Herzversagen (siehe auch: Angina pectoris, Brustkorb, Koronarthrombose, Herz, Schmerzkontrollzentren, krampfartige Tachykardie [hohe Pulsfrequenz] usw.):

Eine schwere Herzstörung, die entweder durch Blockieren einer Kranzarterie oder durch ungenügendes Pumpen des Herzens verursacht wird. Symptome für Herzversagen schließen heftige Schmerzen oder einen zermalmenden Druck unter dem Brustbein, ein Gefühl der Besorgnis, Atemnot, übermäßiges Schwitzen und Übelsein und/oder Erbrechen ein. Der Schmerz kann zuerst an der linken oberen Körperhälfte auftreten, ehe er in den Brustkorb dringt. Weitere Symptome für Herzversagen sind Wassersucht (Anschwellen der Hände und Füße), blaulila Färbung der Haut, Lippen, Fingernägel, Ohren usw., Brustkorbschmerzen, Unruhe und Atembeschwerden, besonders wenn man sich hinlegt. *Suchen Sie sofort ärztliche Hilfe* und nehmen Sie keine Nahrung oder Wasser zu sich, wenn Verdacht auf Herzbeschwerden bestehen.

Notmaßnahmen:
a) Wenn Herzversagen eintritt, zwingen Sie sich ständig zum Husten, bis Sie Hilfe bekommen. Da Ihnen nur 10—20 Sekunden Zeit bleibt, ehe Sie Ihr Bewußtsein verlieren, *fangen Sie sofort an zu husten.* Gezwungenes Husten simuliert eine Herz-Lungen-Wiederbelebung- und/oder
b) beißen Sie sich auf die Fingerspitzen Ihrer kleinen Finger (innen und außen, *nicht* oben und unten). Das mobilisiert zwei entscheidende Akupressurpunkte.
Handpunkte: (?) Herz; kneten Sie auch fortwährend und heftig C—15, 16 (nur an der linken Hand).

Heuschnupfen (siehe auch Allergien, nicht spezifiziert; Augen; Nasenverstopfung):

Üblicher Name für allergische Rhinitis. Heuschnupfen ist eigentlich ein Sammelbegriff für eine Reihe von allergischen Reaktionen, die durch ausgestreuten Blütenstaub diverser Pflanzen oder Kräuter verursacht werden.
Handpunkte: Nase; Knochenhöhlen; Lungen.

Hexenschuß (Lumbago, siehe auch: Rücken, oberer, Schmerzkontrollzentren, Ischias):

Schmerzen im unteren und mittleren Rücken.
Handpunkte: siehe Rücken

Hinterkopf (siehe auch Kopf, Kopfschmerzen, Hals)

Handpunkte: Hinterkopf, Hals (Nacken)

Hirnanhangsdrüse (Hypophyse; siehe auch: Drüsen mit innerer Sekretion usw.):

Eine lebenswichtige Drüse mit innerer Sekretion, die mit dem Gehirn verknüpft ist. Wie bei vielen anderen Drüsen mit innerer Sekretion ist ihre Funktion nicht ganz geklärt. Sie stellt einen Hauptkontrollpunkt für die innersekretorischen Drüsen dar und ist teilweise für Geschlechtsfunktionen, für das *Wachstum,* die *geschlechtliche Entwicklung, Abwehr in Notfällen und bei Krankheiten* verantwortlich. *Stimulieren Sie diese Drüse, wenn überhaupt, nur äußerst vorsichtig durch Akupressur.*
Handpunkte: Hypophyse, Drüsen mit innerer Sekretion (Zentralpunkt).

Hitzschlag:

Eine Körperüberhitzung, die zum Tode führen kann. Häufig stecken tiefgreifende Gesundheitsprobleme dahinter, die sich durch heiße, trockene Haut anzeigen. Dazu kommen hohes Fieber, rote Haut, Entkräftung, Bewußtlosigkeit, Schock usw., bedingt durch den Verlust von Flüssigkeiten des Körpers. Das Schwitzen verringert sich oder hört ganz auf.

Mehrere entscheidende Schritte sind erforderlich:

1. *Suchen Sie sofort ärztliche Hilfe.*
2. *Versuchen Sie, das Fieber zu senken.* Begießen Sie das Opfer mit *kühlem Wasser,* oder tauchen Sie es ganz ein, oder reiben Sie es mit einem *alkohol*getränkten Schwamm ab, oder lenken Sie die *Fieberkontrollpunkte der Akupressur,* oder geben Sie bis zu einem halben Gramm *Aspirin,* nachdem Sie das Opfer an einen kühlen, wenigstens schattigen Platz gebracht und enge Kleidung gelockert haben. (Beachten Sie: Senken Sie die Köpertemperatur des Opfers nicht unter 38° Celsius. Messen Sie die Temperatur alle zehn Minuten.)
3. *Versorgen Sie den Körper mit Flüssigkeit* (und stimulieren Sie den »Schwitzmechanismus«). Geben Sie vorzugsweise heiße oder kühle (aber nicht kalte oder eisige) Flüssigkeiten zu trinken. Wenn möglich, geben Sie einen halben Teelöffel Salz pro Glas hinzu. Wiederholen Sie das jede Viertelstunde, *aber nur in kleinen Schlückchen.*
4. Lagern Sie den Kopf und die Schultern etwas höher.
5. Wiederholen Sie die Behandlung, wenn notwendig.

Handpunkte: A—18, F—20, C—21, D—22, E—22, F—22.

Hoden (siehe auch: Schmerzkontrollzentren, Geschlechtsorgane):

Verletzungen der Hoden zählen zu den schmerzvollsten und quälendsten Zuständen, die der männliche Körper erleiden kann. Selbst eine geringe Verletzung der Hoden kann völlige Hinfälligkeit zur Folge haben.
Handpunkte: Geschlechtsorgane; Hoden.

Hörschwierigkeiten (siehe Taubheit, Ohr usw.)

Das Hören wird nach traditionellen Theorien des Orients mit den Nieren in Zusammenhang gebracht. Es gibt drei Arten von Hörverlusten: *Nervenverlust* (Altern, nach Fieber usw.), *Verlust der Leistungsfähigkeit* (Ansammlung von Ohrenschmalz usw.) und *funktioneller Verlust* (oft psychisch bedingt). Hörbeschwerden können auch Anzeichen für Herz- und/oder Nierenbeschwerden sein (besonders wenn sie das innere Ohr betreffen).
Handpunkte: Ohr; Nieren; Blase (Harnblase); Ohrtrompeten.

Hüfte (siehe auch Gesäß usw.)

Handpunkt: Hüfte.

Hühneraugen und Entzündungen an der großen Zehe (siehe auch Fuß, Haut usw.)

Hornige Schichten auf der Haut, die sowohl nach innen als auch nach außen gehen und meistens durch Reibungen (Hühneraugen) oder Schwellungen (Schleimbeutel) verursacht werden. Im allgemeinen wird es durch

schlecht passende Schuhe verursacht, die entweder zu spitz und/oder zu kurz sind. Sie können auch zu hohe Hacken haben.
Handpunkte: (?) Hacke; Fußknöchel.

Hungerkontrollzentren (das Hungergefühl wird vorübergehend gemildert)

Handpunkte: (?) Verdauung, Magen, Leber, Gallenblase.

Husten (siehe auch Atemsystem, Bronchitis, Erkältungen und Grippe)

Husten kann viele Ursachen haben und für vielerlei Leiden symptomatisch sein. (Beachten Sie: Medizinische Behandlung für chronischen Husten ist besonders dann wichtig, wenn er ohne erkennbaren Grund auftritt.)
Handpunkte: Lungen.

Hypoglykämie, niedriger Blutzuckergehalt (siehe auch: Diabetes mellitus [Zuckerkrankheit]; Milz, Bauchspeicheldrüse, Müdigkeit usw.):

Ein Zustand, über den man wenig weiß, obwohl Ernährungsexperten glauben, daß Millionen Menschen davon betroffen sind. Das Problem besteht in zuviel produziertem Insulin und/oder in nicht genügend vorhandenem »Blutzucker«, was in schlimmen Fällen einen Insulinschock auslösen kann. Die Symptome können leicht mit denen des Diabetes mellitus verwechselt werden. Hypoglykämie bedeutet, »zu niedrigen Blutzucker« zu haben. Hypoglykämie tritt üblicherweise zwei bis drei Stunden

nach einer Mahlzeit auf. Bei Genuß zuckerreicher Speisen, beim Rauchen oder bei alkoholhaltigen und/oder koffeinhaltigen Getränken usw. ist diese Zeitspanne kürzer, meistens eine halbe Stunde. Die Symptome beinhalten: Erröten, blasse, fahle Haut, ein Gefühl der Ohnmacht, Überaktivität (besonders bei Kindern), Reizbarkeit, wenig Gefühlsbeherrschung, Frösteln, Hunger, Zittern, Kopfschmerzen, Benommenheit, Schwäche, Krämpfe usw.
Handpunkte: (?) Leber, Milz, Bauchspeicheldrüse, *Nebennieren,* Nieren, Blase (Harnblase), Gallenblase, Dünndarm, Hypophyse, Gehirn.

Hysterie (siehe auch: Furchtkontrollzentren)

Panikartige, ernsthafte Furcht, deren Symptome Schwitzen, Herzklopfen, Spannungen und Ermüdungserscheinungen, Reizbarkeit, undefinierbarer Terror und das Gefühl bevorstehenden Unheils einschließen. Es kann vorkommen, daß dringend Wasser oder Kot gelassen werden muß. Bei Kindern ist Hysterie in der Vorpubertät und in der Pubertät häufig. Bei Erwachsenen kann es auf ernste Probleme hindeuten. *Suchen Sie sofort ärztliche Hilfe.*
Handpunkte: Verdauung, *B—16.*

Impotenz (siehe auch Sexualtrieb, Geschlechtsorgane usw.):

Unfähigkeit des Mannes, Geschlechtsverkehr auszuüben. Die meisten Männer leiden gelegentlich unter diesem Zustand, der überwiegend psychisch bedingt ist. Nach traditioneller orientalischer Theorie wird Impotenz vor allem durch eine Beeinträchtigung der Nieren verursacht. Bei etwa 25% aller Fälle sind unausgeglichene

Ernährung oder Nebenwirkungen von Medikamenten, Alkohol- und Drogenmißbrauch hierfür verantwortlich. Trifft dies zu, ist es ratsam, fachliche Hilfe in Anspruch zu nehmen, besonders, da häufig auftretende Impotenz auch ein Hinweis auf eine versteckte organische Krankheit sein kann. Der gesunde Mann sollte sein ganzes Leben lang in der Lage sein, sich eines zufriedenstellenden Geschlechtslebens zu erfreuen. Impotenz geht meistens auf zu geringe Blutzufuhr des Penis, auf Störungen im Nervensystem und auf anormale männliche Hormonerzeugung zurück. Beim gesunden Mann ist das sexuelle Verlangen bei kühlem oder kaltem Wetter am stärksten. Bei heißem Wetter, wenn zu häufiger Orgasmus zu einer Schädigung der Nieren oder des Herzens führen kann, ist das Verlangen am schwächsten.
Handpunkte: Leber, Milz, Bauchspeicheldrüse, Herz, Nieren, Blase (Harnblase), Geschlechtsorgane, Prostata (Vorsteherdrüse).

Ischias (siehe auch: unterer Rücken, Gesäß, Hüfte, Nervenschmerzen, Bein, Hexenschuß [Lumbago], Schmerzkontrollzentren):

Schmerzen und Empfindsamkeit am Ischiasnerv vom unteren Rücken und von der Körpermitte weg bis in die Hand. Ischias unterscheidet sich von „normalen" Rükkenschmerzen insofern, als die Schmerzen für gewöhnlich vom unteren Rücken bis ins Bein hineingehen und sich nicht auf den Rücken beschränken.
Handpunkte: (?) Ischiasnerv, Hüfte, Nerven.

Juckreiz (siehe auch: Haut, Impetigo [pustelartiger Hautausschlag] und Ekzeme):

Häufiges Jucken kann eine frühe Warnung für Leberschäden, Diabetes mellitus, Gicht, schlechte Funktion der Schilddrüse oder sogar für Leukämie sein. Wenn das Jucken anhält oder sich verstärkt, suchen Sie ärztliche Hilfe auf.
Handpunkte: (?) Leber, Blase (Harnblase), Gallenblase, Milz, Magen, gesamter Dickdarm.

Kater:

Unangenehme Nachwirkungen nach Alkohol- oder Drogenmißbrauch. Zu den Symptomen zählen Übelsein, Kopfschmerzen, schlechte Verdauung, Durchfall usw. Tritt dieser Zustand schon auf, wenn nur geringe Mengen des Rauschmittels zu sich genommen werden, weist das auf eine Allergie auf das Rauschmittel oder einen seiner Bestandteile hin.
Handpunkte: (?) Magen; Leber.

Kehle (siehe auch: Erkältungen und Influenza, Heiserkeit, Kehlkopfentzündung, Kehle, Rachenhöhle, Atemsystem, Mandelentzündung):

Nach traditioneller orientalischer Theorie ist die Kehle in erster Linie ein Partnerorgan der Lungen und des Dickdarms und in zweiter Linie der Nieren und der Harnblase.
Handpunkte: Kehle, Lungen (?)

Kehldeckel (siehe auch: Kehlkopf; Kehle usw.)

Das elastische Knorpelgebilde in der Kehle.
Handpunkte: (?) Verdauung; Kehle.

Kehlkopf (siehe auch: Kehlkopfentzündung, Rachen, Atemsystem, Kehle usw.):

Der Kehlkopf befindet sich zwischen der Zunge und Luftröhre. Er ist ein Teil des Atemsystems und wird durch die Lungen gesteuert.
Handpunkte: Lungen, Kehle.

Kehlkopfentzündung (Laryngitis, siehe auch: Bronchitis, Erkältungen, Influenza, Heiserkeit, Kehlkopf, Atemsystem, Kehle):

Eine Entzündung des Kehlkopfes, die Heiserkeit oder die Unfähigkeit, Laute hervorzubringen, verursacht. Gleichgültig, ob es chronisch oder akut ist, eine Kehlkopfentzündung kann eine Reihe von Ursachen haben.
Handpunkte: Lungen, Kehle,

Knie (siehe auch: Fuß; Bein; Schenkel usw.)

Handpunkte: Bein, *Stirn.*

Knochen (siehe auch: Brüche)

Nach Meinung orientalischer Heiler stehen Knochen im Zusammenhang mit den Nieren. Knochenleiden können auch auf Unregelmäßigkeiten in den Nierenfunktionen hinweisen.
Handpunkte: Nieren; Nebennieren; entsprechende Körperteile.

Kolik (in den Därmen; siehe auch unterer und oberer Unterleib; Dickdarm; Verdauungssystem; Dünndarm usw.)

Krampfartige Unterleibschmerzen, die auf Darmverschluß, Darmverschlingungen oder Krämpfe in den Muskeln zurückgehen. Bei Kindern kann es sein, daß sie Luft geschluckt haben, daß sie überfüttert sind, daß die Milch zu fett war, daß Allergien in den Gedärmen vorkommen, daß seelisches Unbehagen besteht usw. Es kann sich durch Symptome wie rotes Gesicht, Reizbarkeit und das Anziehen der Knie bis zum Magen hin ankündigen.
Handpunkte: Dickdarm; Verdauung; Leber; Magen.

Kopf (siehe auch Ohr, Augen, Gesicht, Kopfschmerzen, Mund, Hals)

Kopfverletzungen sind besonders gefährlich. Anzeichen von Schock und Gehirnerschütterungen sollten besonders sorgfältig beobachtet werden. Verdacht auf Schädelfraktur besteht, wenn die Pupillen ungleich groß sind oder wenn Nase, Ohren und/oder Mund bluten. Bewegen Sie das Opfer nicht und *suchen Sie sofort ärztliche Hilfe.*
Handpunkte: Gehirn; Zirbeldrüse; Hypophyse; Stirn; Kopf.

Kopfschmerzen (siehe auch Kopf; Migräne; Schmerzkontrollzentren usw.):

Sie können für viele Probleme und Krankheiten symptomatisch sein. Treten Kopfschmerzen anhaltend oder häufig auf, suchen Sie einen Arzt auf. Folgende Kopfschmerzen erfordern, daß Sie einen Spezialisten aufsuchen: Die Schmerzen treten ohne offensichtlichen Grund auf, sie wecken Sie aus tiefem Schlaf auf, sie sind von Verwirrungserscheinungen oder von Krämpfen begleitet, sie

ändern Ihren Charakter, nachdem Sie sich lange Zeit selbst treu gewesen sind, sie treten ständig (täglich oder häufig) auf, oder sie treten an bestimmten Stellen nach einem Schlag auf den Kopf auf (beispielsweise im Ohr, Auge usw.), oder sie kommen wiederholt bei Kindern vor. »Gewöhnliche Kopfschmerzen« (es gibt über sechzig Arten von Kopfschmerzen) sind häufig Anzeichen von Unausgeglichenheiten in den Verdauungsorganen. Sie werden oft durch Streß und Spannungen ausgelöst.
Handpunkte: Leber; Milz; Gallenblase; gesamter Dickdarm; Nebennieren; *Kopf.*

Kopfschuppen (siehe auch Hautentzündung; Haut, Haar usw.)

Von der Kopfhaut abfallende, schmierige Hautschuppen, meistens von Juckreiz und möglicherweise von Verletzungen begleitet. Es kann sich auch auf die Augenbrauen erstrecken.
Handpunkt: siehe Dermatitis.

Koronarthrombose, Herzmuskelinfarkt; siehe auch Herz; Herzanfall; Herzversagen.

Beschädigung des Herzmuskels durch ein Blutgerinsel, das sich meistens in der Arterie befindet, die das Herz versorgt. Symptome schließen oft ein: Ein Gefühl der Bedrückung in der Brust, Schmerzen unter dem Brustbein, häufig als Quetschung, Pressung oder Beengtheit beschrieben, Atemnot *mit oder ohne Schmerzen,* blasse, kalte und feuchte Haut usw. *Jedes dieser Symptome, insbesondere wenn es schon vorher Herzprobleme gegeben hat, fordert sofortige ärztliche Hilfe*

Behandlung: Akupressur ist nur für den Notfall gedacht und ersetzt keine ärztliche Behandlung.
Handpunkte: (?) Herz; Brustkorb.

Krampfadern:

Geschwollene, entzündete bzw. erweiterte Venen, die sich meistens auf der inneren Seite und/oder Rückseite der Wade und an der Innenseite des Schenkels befinden. Häufig sind die tieferliegenden Venen, die weniger durch Muskeln gestützt werden, davon befallen.

Krampfadern können durch Venenentzündung oder Schwangerschaft verursacht werden. In fortgeschrittenen Fällen können sich Geschwüre bilden. (Beachten Sie: Krampfadern können Vorläufer für Thrombo-Phlebitis [Thrombose-Venenentzündung] sein, die sehr gefährlich ist.) Suchen Sie ärztlichen Rat für alle Krampfadererscheinungen oder Symptome von Schmerzen, Brennen, Jucken in den Beinen.
Handpunkte: Leber, Nieren.

Krummdarm (siehe auch: Dickdarm, *Verdauungssystem,* Dünndarm).

Der »Torweg« zwischen Dünndarm und Dickdarm im unteren rechten Viertel des Unterleibs. In der orientalischen Literatur heißt es, daß die Nieren den Krummdarm kontrollieren.
Handpunkt: Krummdarm.

Lähmung (Paralyse, siehe auch: Erstarrung,):

Verlust der Sinneswahrnehmungen und Muskelfunktionen durch Beschädigung des Nervensystems und/oder einer krankheitsbedingten Zerstörung der Nervenverbindungen. Teilweise oder völlige Paralyse kann auch durch psychische Probleme ausgelöst werden, z. B. durch Zustände wie Hysterie. *Suchen Sie sofort ärztliche Hilfe.*
Handpunkte: Benutzen Sie die Punkte für die entsprechenden Körperstellen.

Leber (siehe auch: Gallenblase, Gelbsucht, Bauchspeicheldrüse, Milz usw.):

Die Funktion der Leber ist noch nicht ganz erforscht und verstanden. Sie spielt eine bedeutende Rolle im Verdauungsprozeß. Symptome von Leberbeschwerden können Schmerzen und/oder Unpäßlichkeiten hinter dem Rippenbogen hervorrufen. Manchmal verwechselt man dies mit Gallenblasenbeschwerden.

Nach traditioneller orientalischer Theorie ist die Leber verantwortlich für Augen, Muskeln, Darmbewegungen, Blähungen, Agressivität, Ärger, Depressionen. Es ist ein wichtiges Organ für Vitalität und Kraft. Die Leber und das Partnerorgan, die Gallenblase, produzieren auch Verdauungsenzyme und wirken als Filter zwischen Herz und Darm. Rote Blutkörperchen werden erzeugt, und der Abfallstickstoff wird zu Harnstoff aufbereitet. Die Leber ist das Körperorgan, das sich am schnellsten selbst regeneriert. Für weitergehende Techniken, um dieses Organ zu heilen, siehe »Natürliche Selbstheilung durch Akupressur«, Michael Blate, Xenos Verlag.
Handpunkte: Leber, Gallenblase, Bauchspeicheldrüse, Milz, Blase (Harnblase).

Leberentzündung (Hepatitis)

Gefährliche Entzündung der Leber, die ansteckend sein kann. *Suchen Sie sofort ärztliche Hilfe auf.* (Beachten Sie: Wenn die Haut eine gelbliche Blässe hat: siehe *Gelbsucht*).
Handpunkte: (?) Leber, Blase (Harnblase), Gallenblase.

Lidbindehautentzündung (siehe auch: Auge, Leber)

Eine Entzündung und Rötung des Augenlids. Orientalische Heiler führen sie im allgemeinen auf Leberschäden zurück.
Handpunkte: Auge; Leber.

Lungen (siehe auch: Asthma, Bronchitis, Dickdarm, Husten, Brustkorb, *Atemsystem*):

Lungen sind die Hauptorgane des Atemsystems. Nach orientalischer Theorie stehen die Lungen mit dem Dickdarm in Verbindung. Sie »kontrollieren« die Nase und die Atemwege, den Geruchssinn, die Haut und die Haare auf dem Körper (nicht das Kopfhaar). Die Gefühle, die sie erregen oder wahren, sollen zum Teil Kummer, Besorgnis, Verdruß und Sorgen sein. Die Lungen spielen eine entscheidende Rolle in der Regulierung der Körpertemperatur (über das Schwitzen) und bei der Ausscheidung von Flüssigkeiten aus dem Körper. Sie sind auch der »Sitz« der Vernunft und Weisheit, des Überlebensdranges und des Lebenswillens.
Handpunkte: Brustkorb, Lungen.

Lungenentzündung (siehe auch Brustkorb, Rippenfellentzündung usw.):

Es gibt eine Reihe von verschiedener Formen der Lungenentzündung. Jede ist eine gefährliche Bedrohung. Häufig ergeben sich Lungenentzündungen als Komplikationen anderer Krankheiten. Erkältungen, chronischer Alkoholismus, Unterernährung sowie Fremdkörper in den Atemwegen sind nur einige Beispiele. Lungenentzündung kann bakteriell oder nicht bakteriell hervorgerufen werden. Die Symptome sind aber in beiden Fällen gleich und schließen ein: Frösteln, stechende Schmerzen (einseitig oder beidseitig im Brustkorb), Husten mit einem rosaroten bis rostfarbenen Auswurf, Fieber und Kopfschmerzen. *Suchen Sie sofort ärztliche Hilfe.*
Handpunkte: (?) Brustkorb, Lungen.

Lymphdrüsen, -knoten (siehe auch: Milz usw.):

Das Lymphsystem transportiert die Lymphe (eine Körperflüssigkeit). Folgendes wird beeinflußt: Zirbeldrüse, Hypophyse, Nebennieren, Thymusdrüse, Schilddrüsen, Mandeln, Blinddarm, Polypen und verschiedene Lymphknoten. Die Hauptaufgabe der Lymphdrüsen besteht darin, das Blut von Verunreinigungen zu befreien. Nach traditioneller orientalischer Theorie kontrolliert der »dreifache Wärmer« (eine Körperregulierungsfunktion, die im Abendland unbekannt ist) das Lymphsystem, während die Milz (einschließlich der Bauchspeicheldrüse) und ihr Partnerorgan, der Magen, die »Eltern« dieses Systems sein sollen.

Beachten Sie: *Alle folgenden Akupressurpunkte sollten mit Zurückhaltung und Vorsicht angewendet werden.*
Handpunkte: Nebennieren, Blinddarm, Bauchspeicheldrüse, Zirbeldrüse, Hypophyse, Milz, Magen, Thymusdrüse, Schilddrüsen, Mandeln.

Magen (siehe auch: oberer Unterleib, Gallenblase, Verdauungssystem):

Dieses Organ des Verdauungssystems befindet sich direkt unter dem Zwerchfell. Nach traditioneller orientalischer Theorie ist der Magen der organische „Partner" der Milz und Bauchspeicheldrüse. Es ist das Hauptorgan für die Verdauung und hat als Funktion die Zerkleinerung und Auflösung der Nahrung. (Beachten Sie: Schmerzen, die bald nach dem Essen *entstehen*, zeigen Schwierigkeiten im oberen Magenbereich an, besonders ein Magengeschwür. Im allgemeinen wird es durch zuviel *süße/zuckrige* Nahrung verursacht. Schmerzen, die sich während des Essens *mildern,* können ein Geschwür im Zwölffingerdarm anzeigen.
Handpunkte: siehe Verdauungssystem, Milz (?), Bauchspeicheldrüse (?), Magen; Verdauung, D—18.

Magengeschwüre (siehe auch oberer Unterleib, Verdauungssystem, Magen):

Verletzungen, die im Verdauungssystem entstehen. Sie werden oft mit Streß in Verbindung gebracht. Es gibt verschiedene Typen, je nachdem in welchem Teil des Verdauungssystems sie sich bilden:

1. Magengeschwüre — durch einen schwerfälligen Magen gekennzeichnet, der zu wenig Magensäure bildet. Die Schmerzen verschlimmern sich beim Essen.
2. Zwölffingerdarmgeschwür — durch Hungerschmerzen gekennzeichnet, die sich beim Essen *mildern* und mehrere Stunden lang nur vermindert zu spüren sind.

Symptome für Geschwüre treten am stärksten im Frühjahr und im Herbst auf. Blutungen aus Geschwüren sind am häufigsten im Januar und September.
Handpunkte: siehe Verdauungssystem

Mandelentzündung (siehe auch: Kehle, *Bauchspeicheldrüse, Kehlkopf,* Milz, Magen):

Zu den Symptomen gehören Frösteln, Reizbarkeit, schnell ansteigende Körpertemperatur, Schwierigkeiten beim Schlucken, ein steifer Nacken usw. Nach traditioneller orientalischer Theorie sind die Mandeln der Milz und der Bauchspeicheldrüse zugeordnet. Mißbräuche diesen Organen gegenüber spiegeln sich leicht in Entzündungen der Mandeln wider (besonders, wenn man zur Mandelentzündung neigt). Andererseits können Komplikationen bei Mandelentzündungen zu Nebenhöhlenentzündung, Ohrinfektionen sowie (selten) zu Arthritis oder Hirnhautentzündung führen.
Handpunkte: Hinterkopf, Kehle, Mandeln, C—15.

Menstruationsbeschwerden einschließlich Dismenorrhöe (schmerzhafte Menstruation), Menorrhagie (übermäßige Regelblutung), Leukorrhöe (Weißfluß), siehe auch Eierstöcke, Unterleib, Schmerzkontrollzentren, Geschlechtsorgane,

Die weiblichen Zeugungsorgane funktionieren im allgemeinen dreißig Jahre lang nach Beginn der Menstruation (monatlicher Fruchtbarkeitszyklus). Leichte Variationen im Zyklus oder Begleitsymptome sind nicht bedeutsam, aber plötzliche und/oder größere Veränderungen, wie das vollständige Aufhören der Menstruation, obwohl keine Schwangerschaft besteht, erfordern sofortige ärztliche Behandlung — insbesondere nicht menstruationsbedingtes Bluten aus der Scheide. Menstruationsbeschwerden können einschließen: Verlust von großen Blutmengen, schmerzhafte Regelblutung, Ausbleiben der Menstruation, nicht blutiger weißer Ausfluß aus der Scheide.

Handpunkte: Schilddrüse, Milz, Magen, Nieren, Blase (Harnblase), Leber.

Migräne (siehe auch: Kopfschmerzen):

Besonders heftige Kopfschmerzen, die nach orientalischen Ärzten und Philosophen mit Unregelmäßigkeiten der Leberfunktionen in Zusammenhang stehen sollen. Migräne ist durch periodische schnell auftretende Anfälle gekennzeichnet, die sich um ein oder beide Augen herum konzentrieren und durch weitere schmerzhafte und unangenehme Symptome begleitet werden. Erbrechen, Unwohlsein und Appetitlosigkeit sowie Kräfteverluste sind nicht ungewöhnlich.

Echte Migräne unterscheidet sich von anderen Arten von Kopfschmerzen (manche Ärzte zählen über 60 verschiedene Arten), indem sie für gewöhnlich *auf einer Körperhälfte* auftritt und einem bestimmten Muster folgt. *Beeinträchtigung der Sehkraft* ist ebenfalls ein häufiges Symptom dieser von Spannungen beeinträchtigten Kopfschmerzen. »Migränepersönlichkeiten« sind angespannt, unbeugsam, zielstrebig und gewissenhaft. Sie streben stets nach Perfektion. Psychotherapie mit dem Ziel, diese Persönlichkeit zu lockern und zu entspannen, kann sich als sehr hilfreich erweisen.

Fast drei Viertel aller Migränefälle betrifft Frauen, insbesondere wenn ihre Menstruationsperioden einsetzen. Migräne ist oft erblich, und man glaubt, daß z. B. etwa 5% der amerikanischen Bevölkerung davon betroffen seien.
Handpunkte: (?) Leber; Lungen.

Milz (siehe auch: Diabetes mellitus, Gallenblase, Leber, Bauchspeicheldrüse, Magen):

Sie befindet sich im oberen linken Viertel des Unterleibes unter oder hinter der linken Seite des Rippenbogens. Die Milz ist die größte Lymphdrüse des Körpers. Nach traditioneller orientalischer Theorie wird sie (neben der Bauchspeicheldrüse) dem Magen als Elementarorgan zugeordnet. Die Milz ist das Zentralorgan des Lymphsystems. Zu ihren Aufgaben zählt es, Unreinheiten aus dem Blut zu beseitigen.

Milzprobleme treten als Schmerzen in der linken Körperhälfte auf. Sie ziehen sich bis zur Schulter hin. Die Haut kann heiß und trocken werden, und der Urin kann sich dunkel färben. Man wird durstig. Verstopfungen usw. kommen ebenfalls vor. Die Milz ist das Primärorgan, das nach traditioneller orientalischer Theorie durch Diabetes besonders in Mitleidenschaft gezogen wird.

Die Milz wirkt auch entscheidend in der Kontrolle von Krankheiten mit. Wegen ihrer engen Verbindung mit dem Lymphsystem ist sie für die Blutreinigung und für den Blutkreislauf wichtig. Bei Krankheiten wie Leukämie, Anämie (Bleichsucht), Blutvergiftung wird die Milz beeinträchtigt. Im Abendland wird die Milz nicht als bedeutsam angesehen. Man entfernt sie bei operativen Eingriffen. Nach orientalischen Theorien ist sie jedoch den fünf wichtigsten Organen des Menschen zuzurechnen. Sie ist für vielerlei Funktionen der körperlichen und gefühlsmäßigen Aufrechterhaltung verantwortlich.

Handpunkte: Milz, Magen, Bauchspeicheldrüse.

Multiple Sklerose (siehe auch: Nerven usw.):

Eine Krankheit des zentralen Nervensystems, die hauptsächlich die weiße Substanz des Gehirns und Rückenmarks angreift. Die Krankheit erzeugt ständig schlimmer werdende Beschwerden, die anfallsweise auftreten. Manche werden durch hohes Fieber ausgelöst, andere durch Verletzungen, Schwangerschaft usw. Zu den vielen

Symptomen zählen verschwommenes/doppeltes Sehen, Sprechschwierigkeiten, Gliederschwäche, ein Verlust der Kontrolle über die Blase/Eingeweide, Gleichgewichtsstörungen, Schwierigkeiten beim Gehen usw.

Die Krankheit verläuft oft in der Form, daß die Entspannungszeiten zwischen den Anfällen immer kürzer werden.

Handpunkte: Gehirn, Nieren, Magen, Milz, Bauchspeicheldrüse, Leber, Gallenblase, Rückgrat.

Mumps

Eine akute, schmerzhafte und ansteckende Viruskrankheit. Ihre Symptome sind im allgemeinen eine Vergrößerung einer oder beider Speicheldrüsen, insbesondere der Ohrspeicheldrüse, die sich vor und unter dem Ohr befindet. Auch das Gewebe der Hoden und der Bauchspeicheldrüse kann von Mumps angegriffen werden.

Mumps ist für Erwachsene oft gefährlicher als für Kinder. Das gilt besonders für Männer. Meistens kommt sie in den Wintermonaten und im Frühling vor. Mumps in der Kindheit birgt für gewöhnlich einen lebenslangen Schutz gegen diese Erkrankung. Etwa ein Drittel der Menschen, die von dieser Krankheit befallen werden, sind sich dessen überhaupt nicht bewußt.

Die Symptome für Mumps schließen Schmerzen unter dem Ohr ein. Frösteln, Fieber, Appetitlosigkeit und/oder Kopfschmerzen gehen dem voraus. Weitere Symptome: Anschwellen der Ohrspeicheldrüse, Aufgedunsenheit (meistens nur einer Seite) des Gesichts, Schwierigkeiten beim Schlucken usw. Es hält gewöhnlich eine Woche bis zehn Tage lang an.

Handpunkte: (?) Nebennieren, Mund, Hals, Ohrspeicheldrüse, Kehle, Hoden.

Mund (siehe auch: Zahnbehandlungen, Gesicht, Zahnfleischentzündung, Kopf, Unterkiefer, Oberkiefer, Gaumen, Ohrspeicheldrüse, Zunge, Zahnschmerzen usw.):

Der Mund zählt zu den verwundbarsten Körperteilen, soweit es um die Ernährung, das System der Drüsen (mit innerer Sekretion) und um Stoffwechselprobleme geht. Übliche Symptome für Beschwerden im Mund schließen ein: Mundgeschwüre, Lippenherpes (Bläschenkrankheit), Mundfäule, rissige Lippen, belegte und klebrige Zunge und Mund (was üblicherweise auf Leberbeschwerden hinweist).
Handpunkte: Mund, Ohrspeicheldrüse, Magen, Milz, Bauchspeicheldrüse, Blase (Harnblase), Leber, D—18 (besonders bei Mundgeschwüren).

Mundgeschwüre, Mundfäule, Lippengeschwüre (siehe auch: Mund)

Verletzungen, die aus Infektionen entstehen. Meistens kommen sie bei Kindern oder bei älteren Leuten vor, und sie sind häufig von Fieber und Verdauungsschmerzen begleitet. Die Infektion kann auf andere Körperteile übergreifen.
Handpunkte: siehe Mund, D—18, 19.

Muskelkater (siehe Krämpfe; Bein; Muskelzerrungen).

Schmerzhafte, ungewollte Muskelzuckungen im Körper, insbesondere im Bein und Fuß, während des Schlafes.
Handpunkte: Bein; Leber; Milz.

Muskelkrampf (siehe Beine, Krämpfe und Muskelzuckungen, Muskelschmerzen, Muskeln, Schmerzkontrollzentren).

Muskeln (siehe auch: Krämpfe, Muskelverstauchungen, Muskelzerrungen usw.):

Muskeln sind Unterorgane des Körpers. In der traditionellen Theorie des Orients sind sie »Kinder« der Leber und der Gallenblase. Bis zu einem gewissen Grade werden sie auch durch die Milz, die Bauchspeicheldrüse und durch den Magen kontrolliert.
Handpunkte: siehe betroffene Stellen, Muskeln, Leber, Gallenblase, Milz, Bauchspeicheldrüse, Magen.

Muskelzerrungen einschließlich »Muskelkater«, (siehe auch: Muskeln; Schmerzkontrollzentren; Verstauchungen):

Muskelzerrungen sind Muskelverstauchungen ähnlich. Sie kommen aber auch fern vom Gelenk vor. Bei Muskelzerrungen strecken sich die Muskelfasern zu weit, manchmal, bis sie reißen. Zerrungen kommen besonders im unteren Rücken vor. Sie werden durch unsachgemäßes Heben verursacht.
Handpunkte: Muskeln; benutzen Sie die Punkte der entsprechenden Körperstellen.

Nase (siehe auch Nasenverstopfung, Nasenbluten):

Die Nase ist die äußere Mündung des Atmungssystems. Nach traditionellen orientalischen Ansichten werden die Nasenlöcher und Nasengänge durch die Lungen gesteuert, während die äußeren Teile dem Herzen zugeordnet werden.
Handpunkt: Nase.

Nasenbluten (siehe auch: Nase):

Bluten in der Nase, das leichter Natur, aber auch ein ernsteres Problem, wie Gehirnerschütterung, sein kann. *Jedes Nasenbluten, das länger als zehn oder fünfzehn Minuten lang anhält, erfordert sofortige ärztliche Behandlung.* Es zeigt nämlich im allgemeinen eine ernsthafte Beeinträchtigung an.
Handpunkte: Nase (?), A—5, 6.

Nasennebenhöhlenentzündung (siehe auch: Kopfschmerzen; Nasenverstopfung).

Entzündung der Knochenhöhlen in und um die Augen und Nase herum. Wenn ein Akupressurpunkt stimuliert wird, kann es zu einer Entleerung kommen. Nasennebenhöhlenentzündung kann eine allergische Reaktion wie Heuschnupfen sein. Sie wird durch eine gewisse Kost oder durch seelische und/oder umgebungsbedingte Phänomene ausgelöst. Nach orientalischen Theorien ist die Nasennebenhöhlenentzündung ein Problem der Nieren, Nebennieren, Lungen und des Dickdarms. Es kann auch mit Schilddrüsenbeschwerden und/oder mit Zahnentzündungen zusammenhängen.
Handpunkte: (?) Lungen, Nase, Nasennebenhöhlen, Nieren, Nebennieren.

Nasenverstopfung (Katarrh, siehe auch: Erkältungen und Influenza, Heuschnupfen, Nase, Nasennebenhöhlenentzündung):

Eine Entzündung der Schleimhäute in den Nasengängen mit Schleimausfluß.
Handpunkte: Lungen, Nase, Nasen nebenhöhlen, gesamter Dickdarm, Magen.

Nebennieren
(siehe auch: innere Sekretionsdrüsen; Hypoglykämie; Nieren usw.):

Innere Sekretionsdrüsen, die sich eben über den Nieren befinden. Sie regeln die Adrenalinerzeugung (Epinephrinerzeugung) sowie die Versorgung mit zahlreichen anderen steroiden Hormonen. Selbstbehandlung, die diese Drüsen betrifft, sollte mit Vorsicht und Zurückhaltung erfolgen.

Die Nebennieren sind Schlüsseldrüsen, die körperliche Reaktionen bei Streß und Furcht auslösen. Ihre Mißfunktion kann Allergien, Hypoglykämie, Arthritis, Asthma usw. zur Folge haben.
Handpunkte: Nebennieren; Nieren; Drüsen mit innerer Sekretion.

Nebenschilddrüsen (siehe: Schilddrüsen)

Vier kleine Körper am Hals hinter der Schilddrüse. Eine wichtige Funktion der Nebenschilddrüsen ist die Steuerung des *Kalzium-* und *Phosphorverbrauches* im Körper.

Nerven, Nervensystem (siehe auch: Gehirn, Nervosität):

Das Kontrollsystem für sämtliche Muskelbewegungen einschließlich des Gehirns, des zentralen und peripheren Nervensystems und des Rückenmarks. Schäden des Nervensystems entstehen für gewöhnlich durch Nahrungsmangel und/oder durch mangelhafte Funktionen der innersekretorischen Drüsen.

Krankheiten des Nervensystems beinhalten (sind aber nicht darauf beschränkt): die Parkinsonsche Krankheit, multiple Sklerose, Muskelschwäche, Neuralgie, Nervenentzündung, Epilepsie, Muskelernährungsstörungen, Gicht usw.
Handpunkte: *Gehirn; Nerven;* Magen; Nieren; Blase (Harnblase); Nebennieren.

Nervenschmerz (Neuralgie, siehe auch: Schmerzkontrollzentren, Trigeminus-Nervneuralgie, betroffene Stellen wie Arm, Hand):

Schmerzende Empfindlichkeit oder kurze, stechende Schmerzen am Nervenstrang.
Handpunkte: entsprechende Punkte oder betroffene Körperstellen.

Nervenschwäche (siehe auch: Nerven):

Anzahl von Symptomen, die im allgemeinen mit nervöser Erschöpfung, Schwächen, verschiedenen Schmerzen und Beschwerden zusammenhängen.
Handpunkte: siehe Nerven.

Nervosität (siehe auch: Nerven):

Zustand geistiger und/oder körperlicher Unausgeglichenheit, der durch Mangel an Gelassenheit, durch Ruhelosigkeit, impulsives und/oder irrationales Verhalten und sinnloses Handeln usw. gekennzeichnet ist. Nervosität ist

ein Sammelbegriff, der oft Symptome einschließt, die wenig oder gar nichts mit dem Nervensystem zu tun haben, sondern dem Bereich der Angst (Nieren-, Harnblasensystem) entspringen.
Handpunkte: (?) Magen, Nieren, Blase (Harnblase), Drüsen mit innerer Sekretion.

Nesselausschlag und Hautausschlag (siehe auch Allergien, nicht spezifiziert, Haut usw.)

Plötzliches Auftreten intensiver, juckender Schwellungen auf der Haut. Sie können auf großen Flächen des Körpers auftreten und halten etwa einen Tag lang an. Im allgemeinen handelt es sich um allergische Reaktionen.

In schlimmen Fällen kann Nesselausschlag die Schleimhäute der betreffenden Stellen angreifen. Wassersucht kann die Stimmritze zusammenpressen und verhängnisvolle Wirkungen ausüben. *Suchen Sie sofort ärztliche Hilfe.*
Handpunkte: Benutzen Sie die entsprechenden Körperpunkte.

Nieren (siehe auch: Rücken, Blase [Harnblase], Geschlechtssystem, Nierensteine, Nierenentzündung):

Dieses Organpaar, im Körper in Höhe der Ellenbogen gelagert, ist als »Elternorgan« des Systems der Geschlechtsorgane bekannt. Nach traditioneller orientalischer Theorie sind die Nieren und ihr Partnerorgan, die Harnblase, verantwortlich für Reaktionen auf Angst, sexuelles Verlangen usw. Sie sollen auch das Hören sowie das Kopfhaar kontrollieren.
Handpunkte: Nieren, Nebennieren, Blase (Harnblase).

Nierenentzündung (Nephritis, siehe auch Geschlechtssystem, Nieren usw.):

Eine Entzündung der Nieren. Wenn sie chronisch auftritt, auch »Brightsche Krankheit« genannt. Gewöhnlich sind die Auswirkungen Müdigkeit, vermindertes sexuelles Verlangen, geringere Vitalität. *Eiweißstoff im Urin:* Anschwellen diverser Körperteile, Übelkeit, Erbrechen und Erweiterung des Unterleibes.
Handpunkte: Nieren, Nebennieren.

Nierensteine (siehe Geschlechtsorgane, Nieren, Nierensteine oder Blasensteine).

Oberkiefer (siehe auch: Zahnbehandlungen, Unterkiefer, Mund, Zahnschmerzen).

Handpunkte: Mund, Zahn, Zähne.

Ohr (siehe auch: Taubheit, plötzliche, akute Hörbeschwerden, Ohrensausen usw.)

Eingeschlossen sind das äußere, mittlere und innere Ohr. Ein vollständiges »Mikroakupressur- Heilsystem« befindet sich im äußeren Ohr; es zählt daher zu den entscheidenden Gesundheitsorganen. Das Ohr wird traditionellen Heilern des Orients zufolge durch die Nieren kontrolliert. Ohrenschmerzen, wie sie am häufigsten auftreten, werden oft durch Probleme mit den Därmen, wie z. B. Verstopfung, verursacht.
Handpunkte: Ohr; Nieren; Blase (Harnblase).

Ohrensausen (siehe auch Ohr, Hörschwierigkeiten).

Eine Krankheit des inneren Ohrs, das durch ein Ohrenklingen (Ohrensausen) gekennzeichnet ist. Häufig kommt Benommenheit dazu. Es kann auf hohen Blutdruck, Drüsenprobleme, Ohrenschmalz zurückzuführen sein.
Handpunkte: Ohr, Nieren, Blase (Harnblase), Wirbel.

Ohrspeicheldrüsen (siehe auch: Mund; Mumps; Zunge usw.):

Es sind die Speicheldrüsen vor und unter dem äußeren Ohr. Sie haben die Form kleiner Weintrauben.
Handpunkt: Ohrspeicheldrüse.

Parasiten (beispielsweise Springwürmer, Hakenwürmer usw.):

Symptome (besonders bei Würmern) schließen oft ein: Ruhelosigkeit (insbesondere nachts), Nasenpulen, Zähneknirschen (auch während des Schlafens), Veränderungen der Gewohnheiten, den Darm zu entleeren, trokkener Husten, Jucken am After (besonders nachts), Gewichtsverlust oder die Unfähigkeit zuzunehmen (besonders bei Bandwürmern) usw. Parasiten sind sehr häufig, und zwar dort, wo Hunde, Katzen oder sonstige zahme Tiere gehalten werden. Zahlreiche Allergien werden durch Parasiten ausgelöst. So tritt in einzelnen Fällen eine Form von Asthma auf, die eine Folge des Befalls mit Spulwürmern ist.
Handpunkte: Benutzen Sie die Punkte für das Verdauungssystem.

Prostata (siehe auch: Geschlechtsorgane):

Das Organ des Mannes, das den Hals der Harnblase umschließt. Symptome für Prostataprobleme schließen oft Jucken und Brennen im und um den vorderen Teil des Harnleiters im Penis ein, besonders morgens. Dazu kommen Schmerzen in den Lenden und/oder im unteren Teil des Rückens.
Handpunkte: Prostata; Blase (Harnblase) (?).

Rachen (Schlund; siehe auch: Kehlkopf, Atemsystem, Kehle, Mandelentzündung):

Röhre, die von dem hinteren Teil der Nase zur Speiseröhre führt.
Handpunkte: Kehle, Schilddrüse, Mandeln.

Reisedurchfall

Eine milde bis mittelschwere Form amöbischer Ruhr, die oft auf Reisen in warme Länder vorkommt (siehe Reisekrankheit, Ruhr).

Reisekrankheit (siehe auch Seekrankheit, Schwindelgefühl).

Ein allgemeiner Ausdruck für die Symptome die durch Bewegung und fehlendes Gleichgewicht (z. B. auf dem Schiff) hervorgerufen werden. Das innere Ohr und die *Leber* sind die vor allem betroffenen Körperstellen.
Handpunkte: siehe Seekrankheit.

Rheumatismus (siehe betroffene Körperstellen, wie Schultern usw.).

Rippenfellentzündung (siehe auch: Brustkorb, Schmerzkontrollzentren, Lungenentzündung usw.):

Eine Entzündung der inneren Brusthöhle, bei der sich auch die Lungen und/oder Teile des Brustkastens entzünden können. Das Hauptsymptom ist Schmerz in einfacher oder heftiger Form während des Atmens. Rippenfellentzündung ist oft symptomatisch für eine ernstere Erkrankung. *Suchen Sie sofort ärztliche Hilfe.*
Handpunkte: (?) Brustkorb, Lungen.

Rücken, oberer und unterer Rücken (siehe auch: Hexenschuß, Schmerzkontrollzentren, Ischias usw.):

Rückenschmerzen, insbesondere im unteren Teil des Rückens, sind die mit am häufigsten vorkommenden Symptome beim Menschen. »Gewöhnliche« Schmerzen im unteren Rücken kennzeichnen häufig eine Krankheit der Unterleibsmuskeln (fülliger unterer Leib). Rückenschmerzen können auch ernsthaftere Ursachen haben (beispielsweise Nierensteine usw.). *Wenn Sie ständig solche Symptome haben, befragen Sie Ihren Arzt.*
Handpunkte: Rückenwirbel; Rückenmark; Steißbein; Taille; Bein.

Rückenmark (siehe auch: unterer Rücken und oberer Rücken, Nerven, Wirbel):

Der Teil des zentralen Nervensystems, der sich in der Wirbelsäule (Rückgrat) befindet.
Handpunkte: (?) Nerven, Rückenmark.

Ruhr (siehe auch Durchfall, Verdauungssystem)

Eine sich leicht ausbreitende Krankheit, die besonders in überbevölkerten, tropischen Gebieten zu finden ist. Sie wird durch verschmutzte Nahrung und/oder durch Wasser übertragen. Es gibt verschiedene Arten von Ruhr. Die Symptome sind gekennzeichnet durch heftige Schmerzen im Unterleib sowie häufigen, dünnflüssigen Stuhlgang, für gewöhnlich mit Blut, Eiter oder Schleim vermischt. Am häufigsten werden Kinder von dieser Krankheit, die oft mit Cholera verwechselt wird, befallen. Genau wie bei Cholera ist *ärztliche Hilfe dringend erforderlich.* (Beachten Sie: anhaltende Amöben-Ruhr kann weitere Probleme wie Leber- und/oder Lungenabszesse hervorrufen.)
Handpunkte: Dickdarm; Magen; Milz.

Scheidenentzündung (Infektion in der Scheide, siehe auch Blasenentzündung, Geschlechtssystem, Geschlechtsorgane):

Ein sehr häufig vorkommendes weibliches Leiden, manchmal durch Geschlechtsverkehr übertragen. Hinter den Symptomen, unnormales Jucken, Brennen, Wasserlassen usw., können sich ernsthaftere Probleme, insbesondere Syphilis, Gonorrhoe, verbergen. Aus diesem Grunde und weil Ihr/e Geschlechtspartner möglicherweise ebenfalls behandelt werden muß/müssen, suchen Sie den Arzt auf, sobald Sie eine Infektion vermuten. Hefepilze sind eine häufige Ursache für Scheidenentzündungen. Auch Trichomonaden und andere Parasiten und Bakterien können die Krankheit verursachen. Diabetes, Schwangerschaft und die Antibabypille sind ebenfalls mögliche Faktoren. Die folgende Selbstdiagnose kann helfen, den Typ der Scheidenentzündung, unter der Sie leiden, zu bestimmen. *Hefepilze* erzeugen eine dicke, weiße, cremeartige und/oder quarkähnliche Entleerung.

Sie ist im allgemeinen geruchsfrei, juckt aber intensiv und/oder brennt und ruft starke Reizung hervor. *Bakterielle* Scheidenentzündung erzeugt einen wässerigen grau bis veißlichen Ausfluß, der übel riechen kann, aber nur selten von körperlichem Unbehagen begleitet ist. *Nicht spezifizierte* Scheidenentzündung hat einen übelriechenden Ausfluß zur Folge, der auf eine Reihe verschiedener Bakterien hinweisen kann.
Handpunkte: siehe Geschlechtssysteme, Geschlechtsorgane.

Schilddrüse einschließlich Nebenschilddrüse; (siehe auch: Drüsen mit innerer Sekretion, Rachenhöhle):

Eine der wichtigsten Drüsen mit innerer Sekretion. Sie ist vorn in der Kehle gelagert. Probleme mit der Schilddrüse sowie mit der Luftröhre und dem Kehlkopf werden häufig mit Diabetes und Zuständen, die der Diabetes vorausgehen, in Verbindung gebracht. Wenn die Schilddrüsenfunktionen versagen, kann es auch Einfluß haben auf Kropfbildung, gewisse Herzbeschwerden, auf die Basedowsche Krankheit (Glotzaugen), Kretinismus (Schwachsinn) usw.

Allgemeine Symptome unausgeglichener Schilddrüsenfunktionen schließen ein: kalte Füße, wenig Energie, spärliches Wachstum bei Kindern, Unruhe, sexuelle Schwierigkeiten, Unverträglichkeit von Hitze, trockene Haut, rissige Lippen, rauhe Haut, Nervosität, unausgeglichenes Gewicht, Kropf usw. (Beachten Sie: Die Selbstbehandlung der Drüsen mit innerer Sekretion sollte — wenn überhaupt — mit Vorsicht erfolgen.)
Handpunkte: Schilddrüse (und Nebenschilddrüse), Kehle, Drüsen mit innerer Sekretion (Hauptpunkt).

Schlaflosigkeit

Schlaflosigkeit und Ruhelosigkeit; Schwierigkeiten beim Einschlafen.
Handpunkte: Leber, Gallenblase, Nieren, Blase (Harnblase), Milz, Bauchspeicheldrüse.

Schlaganfall:

Die Folge eines Blutgerinnsels oder einer Gehirnblutung oder Blutung eines wichtigen Organs. Alle Schlaganfälle werden von irgendeiner Immobilität begleitet, normalerweise Lähmung. Dennoch ist es wichtig, daran zu denken, daß viel dazu getan werden kann, um sich gänzlich oder fast völlig zu erholen. Abgesehen von der Akupressurtechnik gibt es weitere »alternative« Methoden wie Akupunktur, die mit Nadeln durchgeführt wird.
Handpunkte: Leber; Hypophyse; A—18; C—21; D—22; E—22; F—20; F—22.

Schlüsselbein (siehe auch Brüche)

Die langen Knochen oberhalb der Brust, die sich bis zu den Schulterspitzen erstrecken. Die folgenden Akupressurpunkte können sich nach Brüchen als hilfreich erweisen.
Handpunkte: Hals (Nacken); Schulter.

Schmerzkontrollzentren (siehe auch: Kopfschmerzen, Nervenschmerzen, betroffene Körperstellen wie Arm, Hand usw.):

Schmerzen sind direkte Nachrichten des Körpers. Sie sind eine Art erste Abwehrlinie. Schmerzen können an Körperstellen entstehen, die weit entfernt von der eigentlichen Ursache im Körper liegen. Wenn Schmerzen im-

mer wieder auftreten, suchen Sie am besten einen Arzt auf.
Handpunkte: Benutzen Sie die Punkte für die entsprechenden Körperstellen.

Schnarchen:

Atmen während des Schlafens auf eine Art, daß der weiche Gaumen vibriert und rasselt (meistens, wenn jemand auf dem Rücken liegt). Es kann durch Atemstillstand entstehen (oder durch das »Vergessen«, eine Zeitlang zu atmen). Am häufigsten kommt Schnarchen bei Männern mit Übergewicht und kurzem Hals vor.
Handpunkt: (?) Nase.

Schulter (siehe auch: Hals).

Handpunkte: Schulter, Arm (?).

Schulterblatt (siehe auch: Rücken)

Die großen „dreieckigen" Knochen im oberen Teil des Rückens zu beiden Seiten der Wirbelsäule.
Handpunkte: siehe oberer Rücken.

Schuppenflechte (siehe auch: Haut):

Eine chronisch entzündete Haut- und Kopfhauterkrankung. Sie ist gekennzeichnet durch rötliche Flecken, die mit silbrig-weißen Schuppen bedeckt sind. Sie tritt nach Streptokokkeninfektion, Hautverletzung, gefühlsmäßigem Schock oder Streßsituationen auf und ist nicht ansteckend.
Handpunkt: siehe Haut.

Schwellungen (siehe auch Ödeme, Muskelzerrungen, Verstauchungen).

Eine unspezifizierte Ansammlung von Flüssigkeiten in verschiedenen Geweben. Da Schwellungen ohne vorübergehende Verletzungen symptomatisch für ernste, tieferliegende Gesundheitsprobleme sein können, sollten Sie ärztliche Hilfe in Anspruch nehmen.
Handpunkte: Benutzen Sie die Punkte der entsprechenden Körperstellen.

Schwindelanfälle (siehe auch Seekrankheit; Reisekrankheit; Schwindelgefühl)

Ein unangenehmes Empfinden des Fallens, Taumelns und falscher Orientierung. Plötzliches Schwindelgefühl kann ein Anzeichen für tieferliegende, ernsthafte Probleme sein. Schwindelanfälle können eine Reihe von Ursachen haben. Sie sollten jedoch einen Arzt aufsuchen, wenn die Schwindelanfälle sich fortsetzen, insbesondere wenn sie plötzlich anfingen, denn das Herz und/oder die Nieren können in diesem Zusammenhang eine entscheidende Rolle spielen. Weitere Gründe für Schwindelanfälle schließen ein: Schädelverletzungen, Tumore, zu geringer Blutzuckergehalt (Hypoglykämie), Schwangerschaft, *schlecht funktionierender Blutkreislauf,* Überempfindlichkeit, orale Schwangerschaftsverhütungsmittel, übermäßige Atmung (Hyperventilation), verschiedene Beruhigungsmittel und Störungen im inneren Ohr (dem Gleichgewichtsregler).
Handpunkte: Kopf; (?) Ohr, inneres; Verdauung; Verdauungssystem; Nieren.

Schwindelgefühl (siehe auch: Seekrankheit; Reisekrankheit usw.)

Wirkliches Schwindelgefühl ist eine Sinneswahrnehmung, ein Gefühl, bei dem der Betroffene glaubt, die Welt drehe sich um ihn herum (wie es auch beim Rausch der

Fall sein kann.) Es ist auch möglich, daß er sich selbst ziellos im Raum zu bewegen scheint. Allerdings wird unter Schwindelgefühl häufiger (und irrtümlicherweise) Benommenheit, Schwindel, Unbesonnenheit usw. verstanden. Schwindelgefühl kann auch Ohrensausen und/ oder schnelle, nicht zu kontrollierende Augenlidkrämpfe mit sich bringen.
Handpunkt: Kopf.

Seekrankheit (siehe auch: Reisekrankheit, Schwindelgefühl, Erbrechen):

Ein Gefühl des Unwohlseins und der Übelkeit, oft durch Erbrechen, Benommenheit, Appetitlosigkeit begleitet. Im allgemeinen wird die Krankheit durch die schaukelnden Bewegungen eines Schiffes ausgelöst.

Trinken Sie keinen Alkohol. Nach orientalischen Theorien sind die Seekrankheit und andere Formen von Bewegungskrankheiten Symptome einer Leberstörung. Das erklärt auch, warum die Betroffenen tatsächlich grünlich aussehen. Es ist ein Anzeichen für schwere Leber- und/ oder Gallenstörungen. Seekrankheit kommt tagsüber häufiger als nachts — insbesondere bei Nebel.
Handpunkte: (?) Verdauungssystem; Leber; Gallenblase; Ohr (inneres).

Sonnengeflecht:

Das Nervennetz, das sich im oberen Teil der Bauchhöhle befindet und das wichtigste Nervengeflecht zur Innervation der Baucheingeweide ist.
Handpunkt: Sonnengeflecht (Solar plexus).

Speiseröhre (siehe auch Verdauungssystem; Magen; Kehle usw.)

Der Übergang von der Rachenhöhle zum Magen.
Handpunkt: (?) Verdauung.

Steifer Nacken (Schiefhals, siehe Hals)

Steine, Gallenblase (siehe Gallensteine).

Steine, Nieren oder Blase (siehe auch Geschlechtssystem, Nieren).

Nieren- und Blasensteine, die sich aus den normalen Bestandteilen des Urins gebildet haben und die eine relativ unlösliche kristalline Substanz bilden. Es gibt verschiedene Arten von Nierensteinen. Sie können mit Gicht in Zusammenhang stehen und syptomatisch für unvollständigen Abbau oder Resorption von Protein sein. *Nierensteine* kommen bei beiden Geschlechtern gleich häufig vor, während Gallensteine weitaus häufiger bei Männern sind. Die Schmerzen sind qualvoll und besonders intensiv an den Seiten des Körpers zwischen den Rippen und Hüften, sobald die Steine die Nieren verlassen. *Suchen Sie sofort ärztliche Hilfe.* Da es verschiedene Steinarten gibt, bewahren Sie sie für Laboruntersuchungen auf.
Handpunkte: Nieren; Blase (Harnblase).

Steißbein

Der kleine, knochige Vorsprung am Ende der Wirbelsäule.
Handpunkt: Steißbein.

Stirn (siehe auch Gesicht; Kopf usw.)

Handpunkte: Stirn; Kopf.

Suchtgefährdung, Alkohol, Drogen, Tabak usw. (siehe auch: Alkohol, Probleme mit; Vergiftung):

Besondere gefühlsmäßige oder psychophysikalische Abhängigkeit von einer Substanz, die gewöhnlich eine zerstörende Wirkung hat und außerhalb der Willenskontrolle steht. Nach traditioneller Theorie des Orients werden Abhängigkeit und derartige Neigungen und Hingaben als Beschwerden betrachtet, die durch die Milz, die Bauchspeicheldrüse und den Magen, also durch die »Erdorgane«, gesteuert werden.
Handpunkte: (?) Lunge; Leber; Magen; Milz; Bauchspeicheldrüse.

Tachykardie, krampfartige (siehe auch: Furchtkontrollzentren, Herz, Hysterie):

Ein Zustand, in dem das Herz plötzlich und dramatisch schneller schlägt. Ein Anfall kann wenige Minuten oder tagelang dauern und ebenso plötzlich wieder aufhören, wie er begonnen hat. Er kann mit einer Herzkrankheit in Zusammenhang stehen, aber es muß nicht so sein. Schmerzen können auftreten, aber auch das muß nicht der Fall sein. *Suchen Sie sofort ärztliche Hilfe auf.*
Handpunkt: E—17.

Taubheit (plötzliche, akute Taubheit; siehe auch: Ohr, Hörschwierigkeiten)

Totaler oder teilweiser Gehörverlust, oft mit Entzündungen oder Gewächsen im Ohrkanal verbunden. Taubheit kann jedoch eine Reihe von Ursachen habe. *Suchen Sie sofort ärztliche Hilfe auf.*
Handpunkte: Ohr (inneres)

Tetanus (Kieferklemme; siehe auch: Bisse):

Wundinfektion besonders bei Wunden mit Luftabschluß. Jede Wunde kann zur Tetanusinfektion führen. Stiche und Bisse sind besonders gefährlich. Wenn Tetanus (Wundstarrkrampf) fortschreitet, kommt es zu Krämpfen der willkürlich bewegten Muskeln, und die Zuckungen werden immer häufiger. Es kann zu Muskelversteifungen nach einer punktförmigen Verwundung kommen (zwei bis fünfzig Tage kann sie anhalten, aber meistens ist es auf fünf bis zehn Tage beschränkt). Sie sollten prüfen, ob es sich um Tetanus handelt, insbesondere wenn Ihre Impfung gegen diese Krankheit schon mehrere Jahre alt ist. Bei Tetanus schließen sich die Kinnbackenmuskeln nach einiger Zeit, und es kommt zu grotesken Grimassen oder zu einem Grinsen mit erhobenen Augenbrauen. Unbehandelter Starrkrampf führt im allgemeinen zum Tode. Wenn Sie nicht vor kurzem gegen Tetanus geimpft worden sind, sollten Sie bei solchen Wunden *sofort ärztliche Hilfe in Anspruch nehmen.*
Handpunkte: Benutzen Sie die Punkte für die entsprechenden Körperstellen, Nerven.

Thymusdrüse (siehe auch Drüsen mit innerer Sekretion):

Sie ist eine Drüse mit innerer Sekretion, die sich im Brustkasten in der Nähe des Herzens befindet. Es ist normal für diese Drüse, im ersten Lebensjahr des Menschen besonders aktiv zu sein und dann fast völlig abzusterben. Ihre Wirkungen jedoch sind offenbar das ganze Leben lang zu spüren.
Handpunkt: (?) Thymusdrüse.

Träumen, übermäßiges Träumen; siehe auch Schlaflosigkeit

Häufige, schlafstörende, geistige Regsamkeit, die nach Theorien des Orients eine Unausgewogenheit des Herzens, des Dünndarms, des Herzbeutels und der innersekretorischen Drüsen ist. (Beachten Sie, daß Träumen ein wichtiger Maßstab zum Messen des Gesundheitszustandes ist und sogar Warnungen in Gesundheitsfragen gibt.) Wenn Sie unter häufig wiederkehrenden Träumen leiden, die mit Ihrer Gesundheit zu tun haben, suchen Sie Ihren Arzt oder einen Spezialisten auf.
Handpunkte: Herz; Gallenblase.

Trigeminus-Nervneuralgie (siehe auch Gesicht, Nerven, Nervenschmerzen).

Eine besonders schmerzhafte Form von Gesichtsnervenschmerzen, die im allgemeinen in mittleren Jahren beginnt und bei Frauen häufiger vorkommt als bei Männern. Sowohl die Intensität als auch die Häufigkeit der Schmerzen und ihre Dauer nehmen mit der Zeit oft zu. Die plötzlichen Anfälle sind im Frühjahr und Herbst und beim Herannahen der Jahreszeitenwechsel besonders häufig.
Handpunkte: (?) Auge, Nerven, Ohr.

Tripper, Gonorrhöe: siehe auch: Geschlechtsorgane.

Eine Geschlechtskrankheit, die vor allem die Schleimhäute der Geschlechtsorgane und/oder den Mastdarm angreift. Manchmal werden auch die Augen befallen. Zu den Symptomen gehören Schmerzen beim Wasserlassen, Eitersickern aus dem Urinsystem und verschiedene Geschlechtsinfektionen. Gonorrhöe breitet sich haupt-

sächlich durch Geschlechtsverkehr aus. *Suchen Sie sofort ärztliche Hilfe,* um die Krankheit nicht weiter zu verbreiten.
Handpunkte: (?) Geschlechtsorgane.

Überaktivität:

Ein Zustand der Ruhelosigkeit und häufiger Bewegungen, wie er oft bei Kindern vorkommt.
Handpunkte: siehe Hypoglykämie, Nervosität usw.

Unterkiefer (siehe auch Zahnbehandlungen, Oberkiefer, Mund, Zahnschmerzen usw.):

Kieferschmerzen, Schmerzen beim Kauen. Es kann sich um einen Mangel an Vitamin B handeln.
Handpunkte: Mund, Zahn, Zähne.

Unterleib, oberer Unterleib (siehe auch: Dünndarm, Magen usw.):

Fläche zwischen dem Zwerchfell und dem Nabel. Zu diesem Teil des Körpers gehören: die Leber, Gallenblase, Magen, Milz, Bauchspeicheldrüse, Dünndarm, Nieren, Nebennieren usw. Schmerzen oder Unwohlsein im oberen Unterleib können anzeigen:

1. **Einfache Verdauungsbeschwerden** — besonders dann, wenn die Symptome einschließen: Unwohlsein, Sodbrennen, Blähungen oder irgendwelche ähnlichen Symptome, die sich während oder nach einer Mahlzeit entwickeln.
2. **Gallenblasenleiden** — besonders wenn die Beschwerden im oberen rechten Teil des Unterleibes sitzen.

3. **Bauchspeicheldrüsenentzündung** (oder andere Beschwerden in bezug auf die Bauchspeicheldrüse) — besonders bei ernsthaften Schmerzen am oder in der Nähe des Magens, die sich aber zum Rücken und zum Brustkorb hin erstrecken und sich mindern, sobald man sich hinsetzt.
4. **Herzanfall, Herzversagen,** was anfangs manchmal mit akuter Verdauungsstörung usw. verwechselt wird.

Wie bei Störungen im unteren Unterleib, gibt es auch hier viele mögliche Ursachen. Beachten Sie dieselben Regeln, wie sie bei Problemen dieses Körperteiles angegeben sind (siehe Unterleib, unterer).

Handpunkte: das mittlere Drittel der Hand und die entsprechenden Körperteile.

Unterleib, unterer Unterleib (siehe auch: Blinddarmentzündung, Bauchfellentzündung)

Es handelt sich um die Fläche zwischen dem Nabel und der Schamregion. Organe, die sich hier ebenfalls befinden: der Dünndarm, der Dickdarm, die Harnblase, die sexuellen/reproduktiven Organe zum Beispiel.
Beachten Sie:

1. Schmerzen, die sich über den gesamten Unterleib erstrecken (unteren und oberen) und die nicht lokalisiert werden können und nicht extrem sind (ein schlichtes „Bauchweh"), rühren wahrscheinlich von falscher Ernährung, Verstopfung usw. her.
2. Schmerzen, die zuerst am oder in der Nähe des Nabels auftreten und sich dann in den unteren rechten Bereich des Unterleibes verlagern, könnten von einer Blinddarmentzündung herrühren.

3. Schmerzen, die stark und krampfartig sind und kommen und gehen und wenn dazu noch wiederholtes Erbrechen kommt und Blähungen im Unterleib, die gasförmig oder verstopfend sind, können eine völlige und im Falle von Durchfall eine teilweise Blockierung des Dünndarms zur Ursache haben. Das trifft besonders dann zu, wenn sich die Schmerzen am und in der Nähe des Nabels konzentrieren und wenn Sie früher eine Unterleibsoperation gehabt haben.
4. Schmerzen unter dem Nabel, die nicht zu stark und von Blähungen begleitet sind, können eine teilweise oder völlige Blockade des Dickdarmes als Ursache haben. Besonders dann, wenn es schwierig ist, Gas zu lassen, oder wenn sich Schwierigkeiten in den Darmbewegungen ergeben und sich nur wenig Stuhlgang in häufiger Folge einstellt.
5. Wenn Sie als Frau unten rechts oder links im Unterleib plötzlich auftretende intensive Schmerzen erleiden, die oft von Übelsein und Erbrechen begleitet sind, kann das auf Probleme in den Eierstöcken hindeuten, z. B. auf Zysten im Eierstock.
6. Ernsthafte Schmerzen im unteren Unterleib, die allmählich nach oben in das rechte obere Viertel und in den Magen wandern und an Intensität zunehmen, ohne daß es eine Erleichterung gibt (wobei der Unterleib hart wird), können auf eine Bauchfellentzündung hinweisen.
7. Häufig wiederkehrende Schmerzen, die sich lindern, sobald Darmgase abgehen oder Sie Stuhlgang haben und die durch Übelkeit, Durchfall oder Kopfschmerzen usw. begleitet sind, können auf Dickdarmkatarrh oder auf einen erregten Dickdarm hindeuten.
8. Verdickungen in der Leistengegend oder um den Nabel herum, mit oder ohne Schmerzen, können auf einen Bruch hindeuten.

9. Es gibt eine ganze Reihe weiterer Möglichkeiten — Darmgrippe, allergische Reaktionen, Vergiftungen usw., die mit in Betracht gezogen werden sollten.

Wenn die Symptome nicht durch die oben genannten Anwendungen gemildert werden, unternehmen Sie folgendes:

1. Versuchen Sie andere Anwendungen, für die ähnliche Symptome aufgeführt sind, beispielsweise Blinddarmentzündung, Magen und Darmsystem usw., und Ihren Symptomen am nächsten kommen.
2. Wenn Sie dennoch keine Linderung verspüren, vermeiden Sie jegliche Nahrungsaufnahme und nehmen Sie nur Wasser (oder Eisstückchen) in geringen Mengen zu sich.
3. Suchen Sie sofort einen Arzt auf.

Handpunkte: Blinddarm; gesamter Dickdarm; Krummdarm usw.

Urinkontrollzentren (siehe auch Blasenentzündung, Geschlechtssystem, Nieren- oder Blasensteine):

Sie können etwa bis zu einer halben Stunde das Bedürfnis hinauszögern, Wasser zu lassen. Diese Technik kann von Nutzen sein, wenn es Notsituationen wie z. B. beim Autofahren gibt.

Häufiges Wasserlassen (mehr als sechsmal täglich beim Mann und siebenmal täglich bei der Frau in normalen Alltagssituationen) sollte Sie veranlassen, fachlichen Rat zu suchen.

Handpunkte: F—18, 19 (Häufigkeit nächtlichen Wasserlassens), Blase (Harnblase), Nieren (?).

Verbrennungen (einschließlich Sonnenbrand und Verbrühungen):

Es gibt verschiedene Arten von Verbrennungen:

a) Thermale oder Hitzeverbrennungen: Tauchen Sie die Stelle in Frischwassereis und Wasser, oder lassen Sie (etwa bis zu einer Viertelstunde) kaltes Wasser aus dem Wasserhahn darüberfließen.

b) Chemische Verbrennungen: Spülen Sie sofort die Chemikalien vom Körper ab.

c) Sonnenbrand: siehe unten.

Geringere Verbrennungen (ersten Grades) verursachen Rötungen und eine leichte Schwellung der betreffenden Stelle. Ernsthaftere Verbrennungen (zweiten Grades) verursachen Blasen und stärkere Schwellungen. Bei Verbrennungen dritten Grades sieht die Haut weiß oder verkohlt aus. Verbrennungen dritten Grades können wegen der Nervenschädigenden weniger schmerzhaft als die anderen beiden Verbrennungsformen sein. Bei schlimmeren Verbrennungen kommt oft ein Schock hinzu. Trinken Sie bei schwereren Verbrennungen viel Wasser mit etwas Salz und Backsoda, damit die salzigen Flüssigkeiten des Körpers ersetzt werden und sich damit die Wahrscheinlichkeit eines Schocks verringert. Bei sehr schweren Verbrennungen sollten Sie keine Salben und keine Backsodapaste anwenden, sie müßten im Krankenhaus oder im Behandlungszentrum für Verbrennungen doch nur wieder mühsam entfernt werden. *Suchen Sie sofort ärztliche Hilfe.*

Handpunkte: entsprechende Körperteile.

Verdauungssystem (siehe auch unterer Unterleib und oberer Unterleib, Blähungen, Verdauungsschwierigkeiten, Magen usw.)

Mundhöhle, Magen und Därme bilden das Verdauungssystem.
Handpunkte: Magen; Leber; Gallenblase; Dünndarm; Milz; Bauchspeicheldrüse; B—8 (besonders bei Krampf; D—15.

Verdauungsschwierigkeiten (siehe auch: Blähungen, Gastritis, Verdauungssystem, Magen);

Vorübergehende Störung der Verdauungswege, die oft durch zu vieles Essen, Alkoholmißbrauch oder Nervosität usw. verursacht wird. Zu den Symptomen zählen Blähungen und Unbehagen im oberen oder unteren Unterleib.
Handpunkt: Verdauung (siehe auch Verdauungssystem).

Vergiftung (Intoxikation)

Milde oder ernsthafte Vergiftungsformen durch Alkohol- und Drogengenuß oder durch Medikamente. (Beachten Sie: *Die folgenden Akupressurtechniken sind nur für den Notfall gedacht. Vergiftung ist einer der Zustände, bei dem Akupressur schädlich sein kann.)*
Handpunkte: (?) Leber, Milz, Lungen, Bauchspeicheldrüse.

Verstauchung (siehe auch: Muskeln, Schmerzkontrollzentren, Muskelzerrungen, verletzte Körperstellen wie Arm, Handgelenk):

Verletzungen der weichen Gewebe, die die Gelenke umgeben. Verstachungen entstehen im allgemeinen, wenn das Gelenk überfordert wird. Halten Sie die verstauchte Stelle des Körpers frei von Belastungen, da die Verletzung meistens ein Auseinanderreißen oder Abreißen der Sehnen, Muskeln und/oder Blutgefäße der betreffenden Stelle ist.
Handpunkte: Benutzen Sie die Punkte der entsprechenden Körperstellen.

Verstopfung (siehe auch Verdauungssystem)

Kann chronisch oder akut auftreten und steht mit einer Anzahl von körperlichen und geistigen Störungen in Zusammenhang. Von orientalischen Heilern wird Verstopfung allgemein mit Leber- und/oder Nierenproblemen in Verbindung gebracht. Es gibt bei Verstopfung sehr viele Symptome. Erstaunlicherweise gehört das Versagen, die Gedärme regelmäßig zu bewegen, nicht dazu (Leute, die unter Verstopfung leiden, können täglich mehrfach Darmbewegungen haben). Folgende Erscheinungen sind eingeschlossen:

1. Hämorrhoiden, Dickdarmkatarrh oder ähnliche Darmbeschwerden
2. Müdigkeit, Reizbarkeit usw
3. Ein Gefühl der Schwere und/oder Fülle
4. Geschwollene Lippen (besonders die Unterlippe)
5. Schlecht riechender Atem, Körpergerüche
6. Gas / Blähungen (chronisch, nicht gelegentlich)
7. Scharf riechender Urin
8. Ein Gefühl der Fülle, der Schwere, des »Beladenseins«

9. Ständige Kummer- und Depressionsgefühle, Besorgnis usw.
10. Hautausschlag, Bläschen, Mitesser usw.

Handpunkte: Schilddrüse, Leber, Dickdarm, Nieren, Mastdarm.

Vitiligo (Scheckhaut); fleckenförmige Depigmentierung der Haut, siehe auch: Haut

Hautkrankheit, bei der die Färbung der Haut verschwindet und die weiße Flecken oder Flächen hinterläßt. Nach orientalischen Theorien wahrscheinlich auf Störungen der Lungen- und/oder Leberfunktionen zurückzuführen.
Handpunkte: Benutzen Sie die Punkte für die entsprechenden Körperstellen (?).

Wangen (siehe auch Gesicht; Kopf; Mund)

Handpunkte: Kopf; Mund; Ohr; Auge; Hinterkopf.

Wassersucht

Eine übermäßige Ansammlung von Flüssigkeit in den Körpergeweben. Im allgemeinen ist die Wassersucht ein chronisches Problem. Da in diesem Zustand häufig Herz- und/oder Lymphgefäßerkrankungen auftreten, suchen Sie bitte sofort einen Arzt auf.
Handpunkte: Nieren; Magen; Leber; Milz; betreffende Körperteile.

Wechseljahre (Klimakterium, siehe auch Menstruationsbeschwerden usw.):

Gemeint ist die sogenannte »Lebensumstellung«, die Frauen mittleren Alters durchmachen (Wechseljahre). Sie gilt als vollzogen, wenn die Menstruation länger als ein Jahr ausbleibt. Wer früh zu menstruieren begonnen hat, erlebt die Menopause üblicherweise spät.

Das auffälligste Symptom ist ein allmähliches, bisweilen auch plötzliches Aufhören der Menstruation. Andere Symptome: aufsteigende Hitze, juckende Haut, Verstopfung, starkes Herzklopfen, Kopfschmerzen, Schwindel, Gefühlsveränderungen usw. (Beachten Sie bitte: Auch Männer machen eine Menopause durch. Sie ist vor allem durch eine Schrumpfung der Geschlechtsorgane und durch das damit verbundene Unbehagen gekennzeichnet.) Das Ausbleiben der Hormonproduktion (Östrogen und Progesteron) und das Klimakterium (die Menopause) stehen in engem Zusammenhang. Veränderungen der inneren Sekretionen können bei jüngeren Frauen eine Unterbrechung der Hormonerzeugung und damit eine frühe Menopause bewirken. (Beachten Sie: Die Menopause ist kein auf einen Zeitpunkt festgelegter Ablauf. Es gibt Berichte über siebzig- und achtzigjährige Frauen, die gesunde Kinder geboren haben. Akupressurtechniken können das Einsetzen und die Schwierigkeiten des Klimakteriums verzögern und mildern. (Sie sind besonders hilfreich bei ununterbrochener Erzeugung weiblicher Hormone.)

Handpunkte: (?) Geschlechtsorgane; Hypophyse; Gehirn.

Wirbel (siehe auch: Rücken, unterer und/oder oberer usw.)

Die 33 Knochen, die die Wirbelsäule formen, werden unterteilt: *Halswirbel* — vom Kopf bis zu den Schultern; *Brustwirbel* — von den oberen bis zu den unteren Rippen; *Lendenwirbel* — von der unteren Rippe abwärts; *Kreuzbeinwirbel* — der dreieckige »Knochen« am Ende des Rückgrats eben über dem Steißbein, der sich aus fünf verschmolzenen Wirbeln zusammensetzt.
Handpunkt: Wirbel.

Zahn (einschließlich Zahnfleisch; siehe auch: Zahnbehandlungen, Unterkiefer, unterer, oberer, Mund, Zahnschmerzen):

Nach traditioneller orientalischer Theorie werden die Zähne als »Kinder« des Dickdarms betrachtet.

Allgemeine Probleme mit den Zähnen und Zahnfleisch schließen ein: Verfall (Karies), schwammiges Zahnfleisch, zurückgehendes Zahnfleisch, Entzündungen und Zahnschmerzen, Zähneknirschen (besonders nachts).
Handpunkte: Zahn, Zähne, Mund.

Zahnbehandlung (siehe auch: Zahnschmerzen, Zahn, Zähne usw.)

Die folgenden Akupressurpunkte können für Personen hilfreich sein, die keine Betäubung bei Zahnbehandlungen haben wollen oder sie nicht vertragen. Stimulieren Sie diese Punkte regelmäßig während der Zahnbehandlungen.
Handpunkte: Mund, Zahn, Zähne, Dickdarm.

Zahnfleischentzündung (siehe auch: Mund; Zahn, Zähne; Zahnschmerzen usw.)

Zustand, der mit einer Krankheit in Zusammenhang stehen kann, doch oft wird eine Zahnfleischentzündung durch schlechte oder unregelmäßige Pflege der Gaumen und Zähne verursacht.
Handpunkte: (?) gesamter Dickdarm; Lungen; Mund; Zahn; Zähne.

Zahnschmerzen (siehe auch: Zahnbehandlung, Zahn, Zähne):

Schmerzen im Nerv eines Zahns. Sie werden gewöhnlich durch eine Infektion oder Entzündung ausgelöst, die auf Karies zurückzuführen ist. Da das Zahnfleisch ein wesentlicher Bestandteil des Zahnsystems ist, können Probleme mit diesen weichen Geweben, die den Zahnhals bedecken, auch eine Ursache für Zahnprobleme sein. Abszesse (Geschwüre, die sich meistens an den Zahnwurzeln befinden), können das Herz, die Lungen, die Leber, die Gallenblase, den Magen oder die Nieren direkt oder indirekt beeinträchtigen. Es hängt davon ab, welcher Zahn befallen ist. Deswegen ist es wichtig, bei allen Zahnschmerzen medizinische/zahnärztliche Hilfe zu suchen.
Handpunkte: (?) Kehle, Mund, Zahn, Zähne.

Zahnwurzelhautenzündung (siehe auch Zahnfleischentzündung, Mund)

Probleme des Gaumens und der Kieferknochen (wie Entzündungen, Degeneration usw.)
Handpunkte: Zahn, Zähne, Mund.

Zahnziehen, bohren (siehe Zahnbehandlung)

Zehen (siehe Dermatophytose, Fuß).

Zirbeldrüse (siehe auch: Gehirn, Drüsen mit innerer Sekretion, Kopf):

Eine erbsengroße Drüse, die am unteren Gehirn zu finden ist. Ihre Funktion ist heute noch nicht vollständig erforscht, aber sie steht mit den Geschlechtsorganen, ihrer Größe und Entwicklung in Zusammenhang.

Wie bei allen Drüsen mit innerer Sekretion sollte auch die Zirbeldrüse nur mit äußerster Vorsicht stimuliert werden. (Beachten Sie: Die meisten Yogaschulen bewerten diese Drüse in bezug auf die geistige und gefühlsmäßige Entwicklung einer Person sehr hoch.)
Handpunkte: Zirbeldrüse; Drüsen mit innerer Sekretion (Zentralpunkt).

Zirrhose der Leber; siehe auch Leber

Eine leberzerstörende Krankheit, die häufig mit übermäßigem Alkoholverbrauch in Zusammenhang steht. Protein zur Neubildung ist entscheidend.
Handpunkte: (?) Leber; Gallenblase; Milz; Bauchspeicheldrüse.

Zunge (siehe auch: Mund, Mandelentzündung)

Nach traditioneller orientalischer Theorie ist die Zunge, die als primäres »Unterorgan« des Geschmacks, der Sprache und des Schluckens funktioniert, ein »Kind« des Herzens. Als solches steht sie eng mit dem Magen in Zusammenhang. Zungenleiden können also auch auf Probleme eines dieser Organe oder beider Organe hindeuten.
Handpunkt: Zunge

Zwerchfell:

Die muskulös-sehnige Teilung, die den Brustkorb vom Unterleib trennt.
Handpunkte: Brustkorb; Magen; Sonnengeflecht.

Zwölffingerdarm (Duodenum); siehe Dünndarm

Teil II

Handakupressurpunkte: Anwendung und Lage

Hinweise: Die Lage der Akupressurpunkte auf den folgenden Seiten ist *ungefähr* angegeben. Die hier gezeigten Positionen stellen eine Zusammenfassung der Meinungen vieler Experten auf dem Gebiet der Akupressur sowie die der eigenen Erfahrungen des Verfassers dar. Die genaue Lage Ihrer eigenen Punkte läßt sich ausfindig machen, indem Sie die empfindlichsten Druckpunkte an den Stellen *suchen*, die wie sie auf den folgenden Seiten beschrieben und illustriert sind.

Im Buch finden Sie Akupressurpunkte, denen ein Fragezeichen vorausgeht oder folgt (?). Das Fragezeichen soll eine durch andere Fachleute nicht bestätigte, aber wahrscheinliche Lage des Handpunktes andeuten, die auf die Erfahrung des Verfassers und/oder auf Akupressurtheorien beruhten.

After
Arm
Auge

Bauchspeicheldrüse
Blase (Harnblase)
Blinddarm
Bein
Brustkorb

Dickdarm, allgemein
Dickdarm, ansteigend
Dickdarm, abfallend
Dickdarm, querlaufend
Dickdarm, S-förmig
Drüsen mit innerer Sekretion
Dünndarm

Eierstöcke

Fußknöchel

Gallenblase
Gebärmutter
Gehirn
Geistige Kräfte, Geschicklichkeit
Geschlechtsorgane

Hacke
Hals, Nacken
Handgelenk
Herz
Hinterkopf
Hoden

Hüfte
Hypophyse, Hirnanhangsdrüse
Hypothalamus

Ischiasnerv

Kehle
Kopf
Krummdarm

Leber
Lungen

Magen
Magen, Darm
Mandeln
Mastdarm, Enddarm
Milz
Mund
Muskeln, Muskelstärke

Nase
Nasennebenhöhlen
Nebennieren
Nerven
Nieren

Ohr
Ohr (inneres), Hören
Ohrspeicheldrüse

Prostata (Vorsteherdrüse)

Rückenmark

Schilddrüse und Nebenschilddrüse
Schulter
Sonnengeflecht (Solar plexus)
Steißbein
Stirn

Taille
Thymus, Thymusdrüse

Verdauung

Wirbel

Zahn, Zähne
Zirbeldrüse

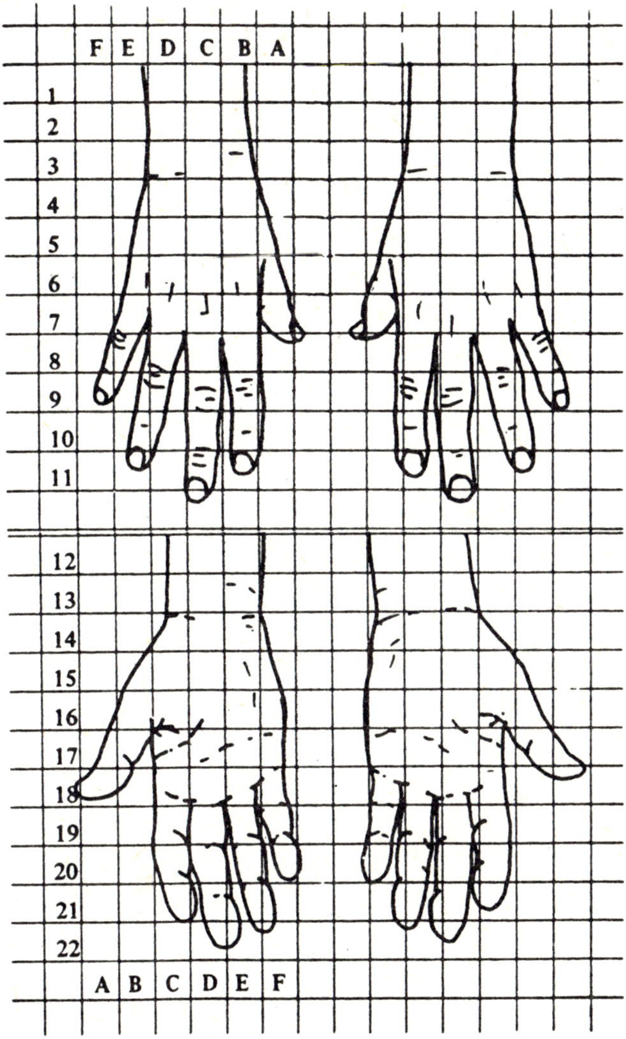
F E D C B A
1
2
3
4
5
6
7
8
9
10
11
12
13
14
15
16
17
18
19
20
21
22
A B C D E F

Name des Handpunktes: **After**

Lage des Punktes: C—14, 15; D—14

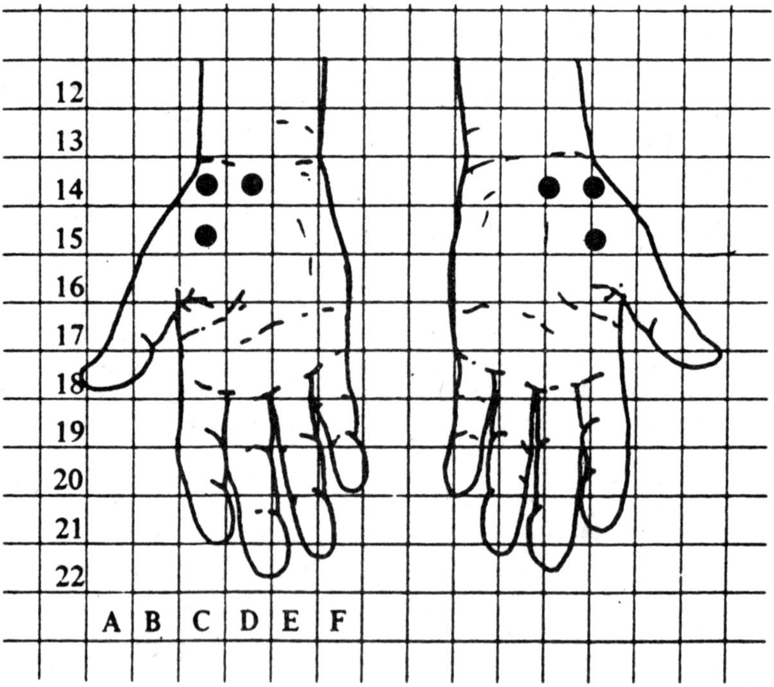

Name des Handpunktes: **Arm**

Lage des Punktes: B—3

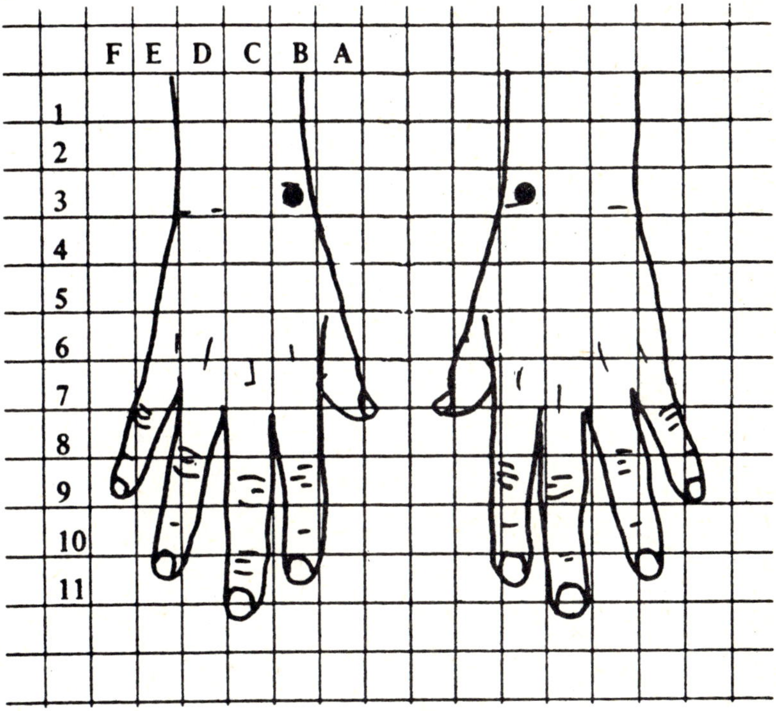

Name des Handpunktes: **Auge**

Lage des Punktes: A—7

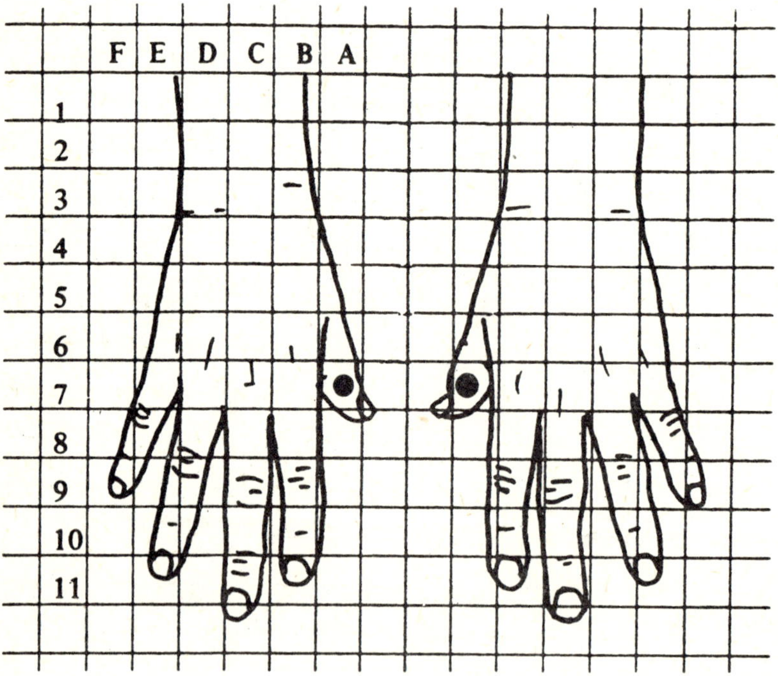

Name des Handpunktes: **Auge** (Fortsetzung)

Lage des Punktes: A—17; B—17; C—19, 20, 21; D—18, 19, 20, 21, 22

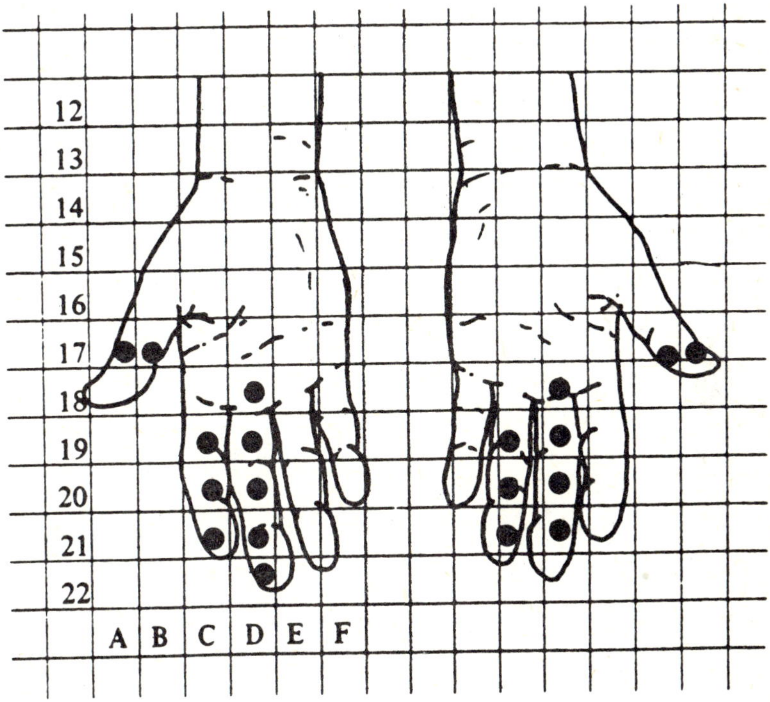

Name des Handpunktes: **Bauchspeicheldrüse**

Lage des Punktes: D—16 (nur linke Hand), D—17; E—16, 17, E—20, 21 (nur linke Hand)

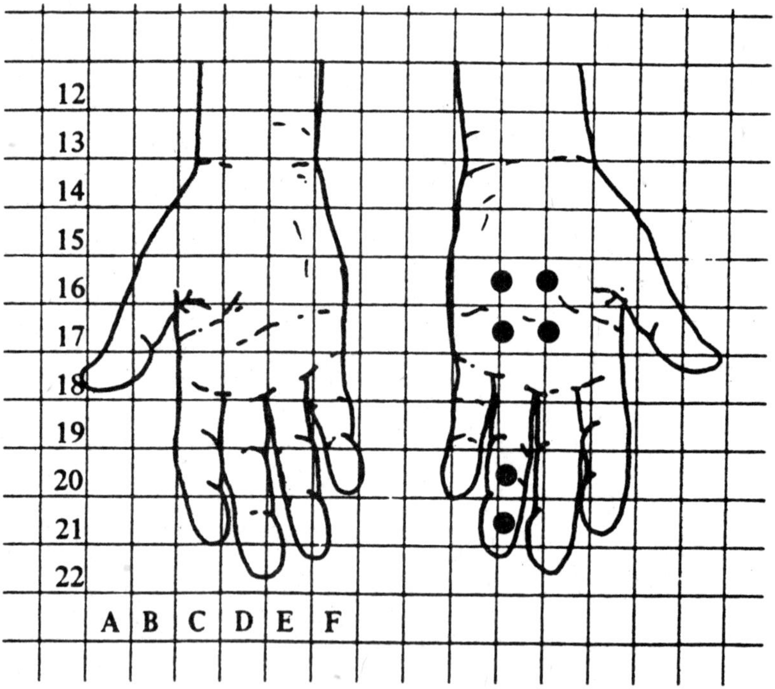

Name des Handpunktes: **Blase** (Harnblase)

Lage des Punktes: C—14; D—14, 15; E—14

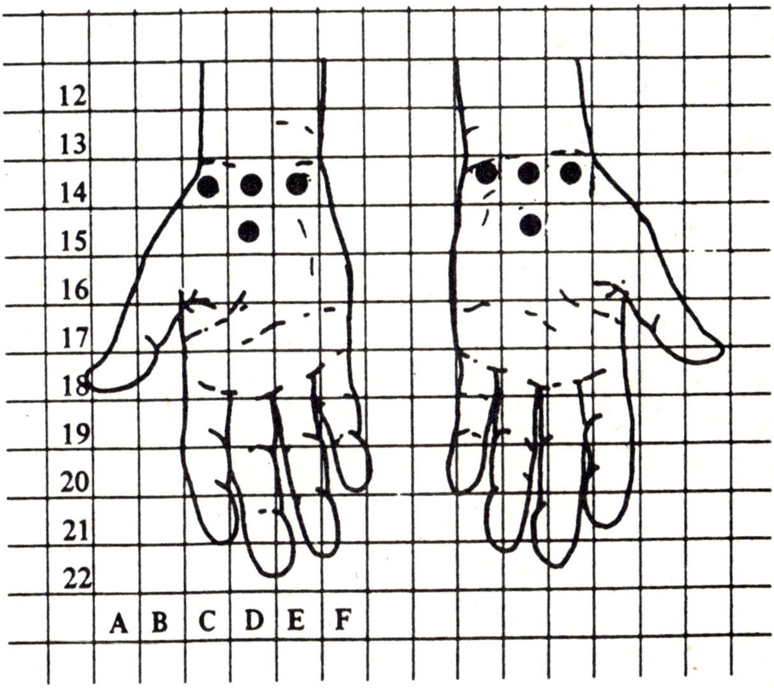

Name des Handpunktes: **Blinddarm**

Lage des Punktes: E—14 (nur rechte Hand)

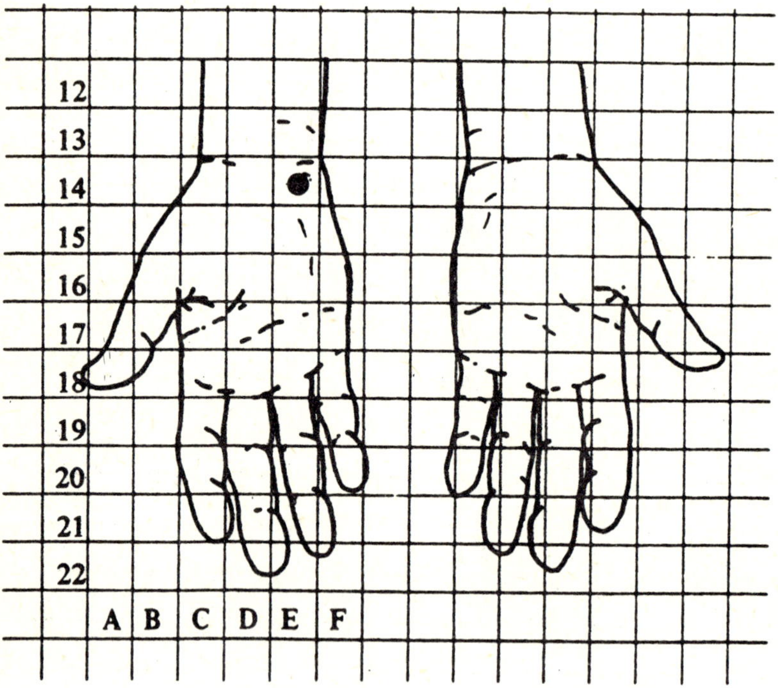

Name des Handpunktes: **Bein**

Lage des Punktes: C—5; D—5

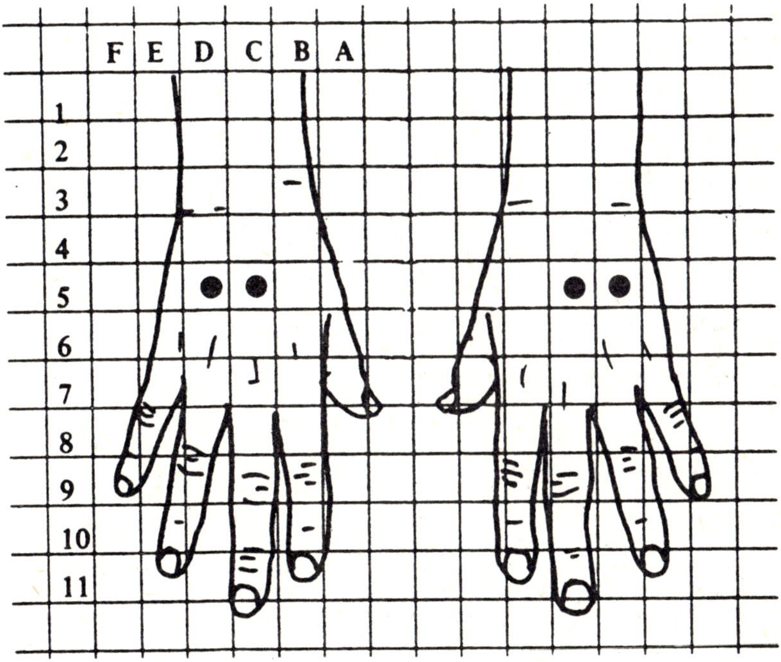

Name des Handpunktes: **Brustkorb**

Lage des Punktes: A—6

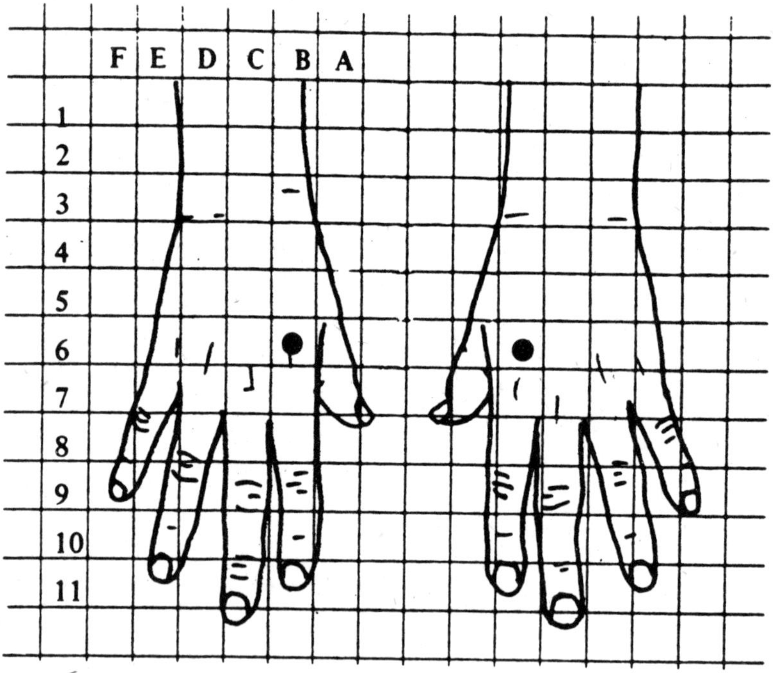

Name des Handpunktes: **Brustkorb** (Fortsetzung)

Lage des Punktes: B—17

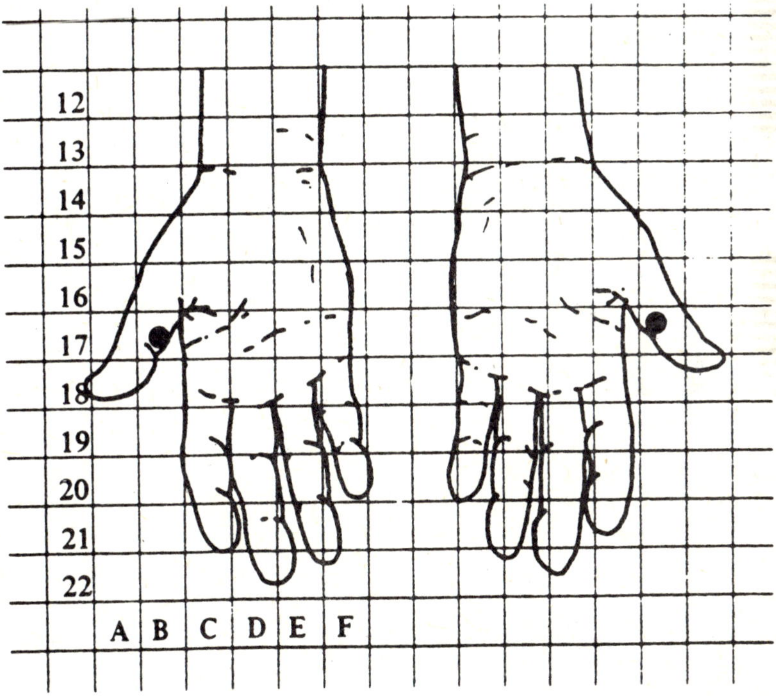

Name des Handpunktes: **Dickdarm** (allgemein)

Lage des Punktes: C—20

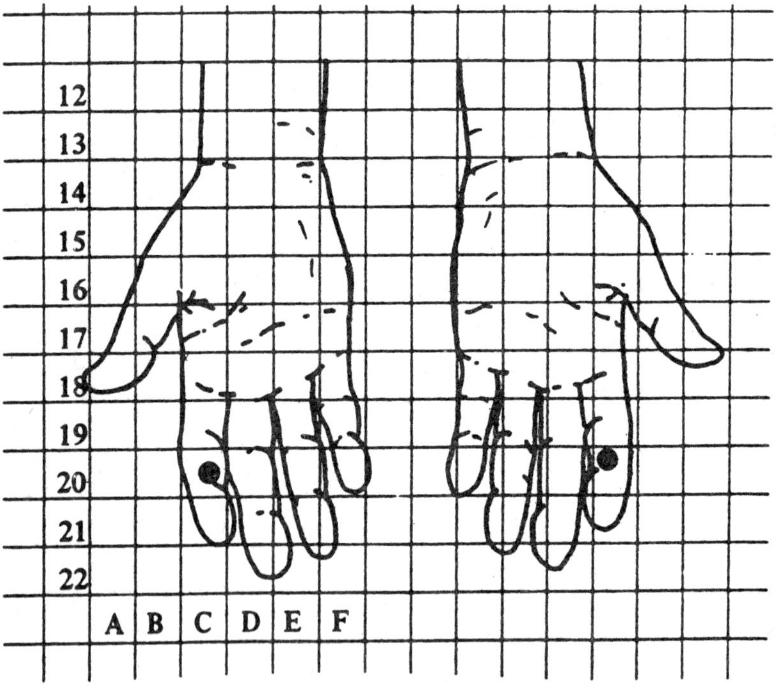

Name des Handpunktes: **Dickdarm,** ansteigend

Lage des Punktes: D—15 (nur rechte Hand); E—14, 15 (rechte Hand)

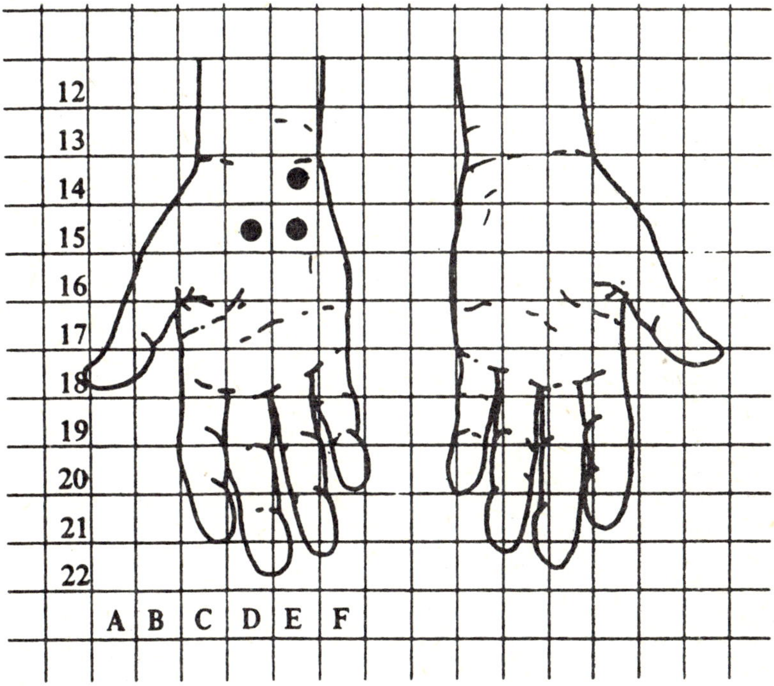

Name des Handpunktes: **Dickdarm,** abfallend

Lage des Punktes: D—15 (nur linke Hand); E—14, 15 (linke Hand)

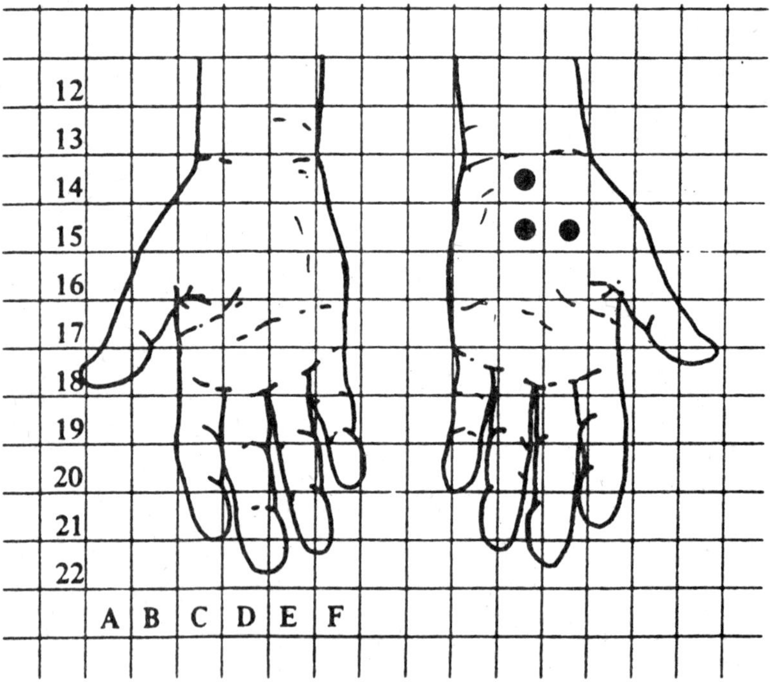

Name des Handpunktes: **Dickdarm,** querlaufend

Lage des Punktes: C—15, 16; D—15, 16; E—16

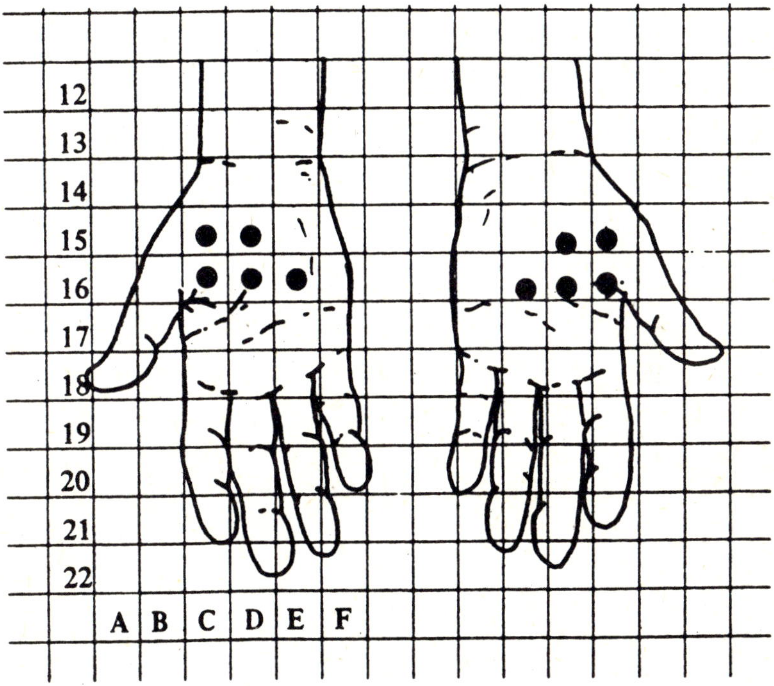

Name des Handpunktes: **Dickdarm,** S-förmig

Lage des Punktes: E—14 (nur linke Hand)

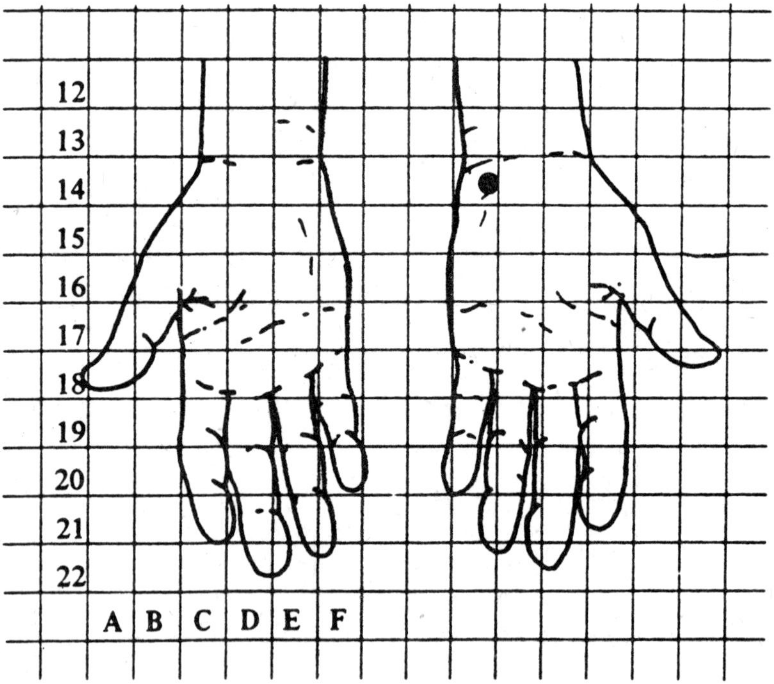

Name des Handpunktes: **Drüsen mit innerer Sekretion** (endokrine Drüsen)

Lage des Punktes: D—19, 20

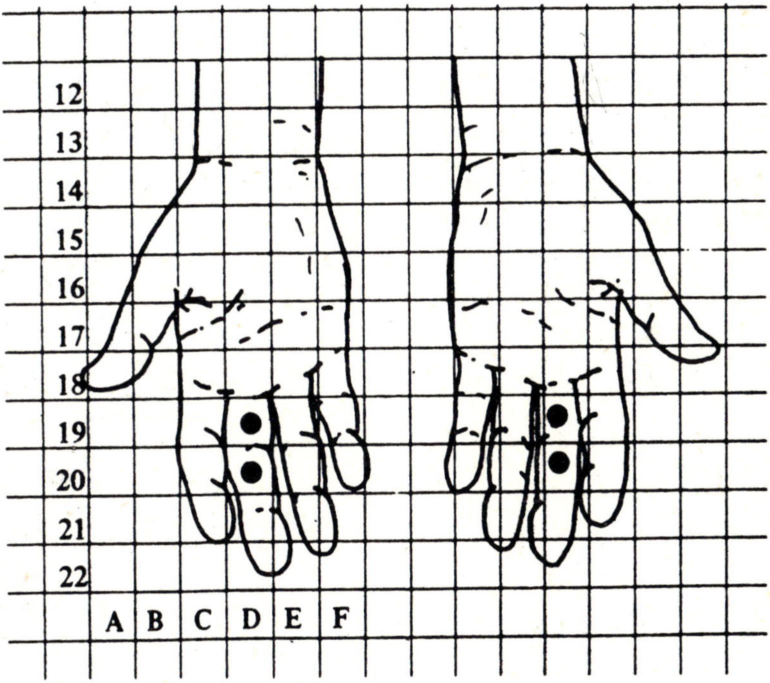

Name des Handpunktes: **Dünndarm**

Lage des Punktes: B—15; C—15, 19; D—15; E—15

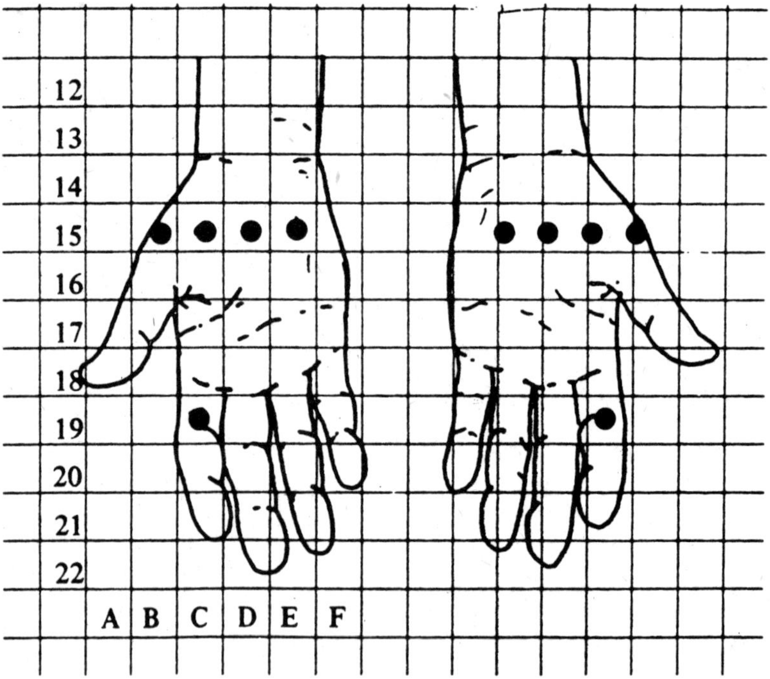

Name des Handpunktes: **Eierstöcke**

Lage des Punktes: E—13, 14

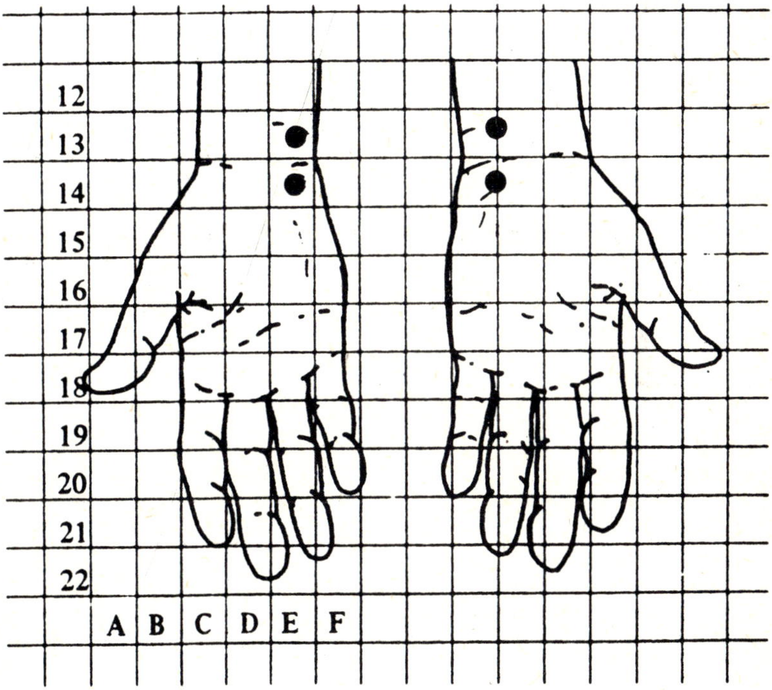

Name des Handpunktes: **Fußknöchel**

Lage des Punktes: A—4

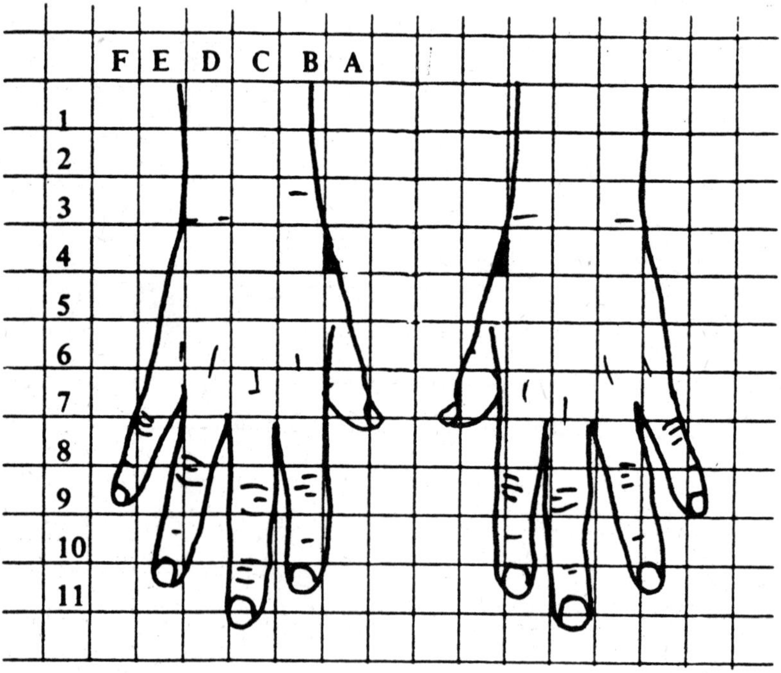

Name des Handpunktes: **Gallenblase**

Lage des Punktes: D—16 (nur rechte Hand); E—16 (rechte Hand), E—19 (?); F—16 (nur rechte Hand)

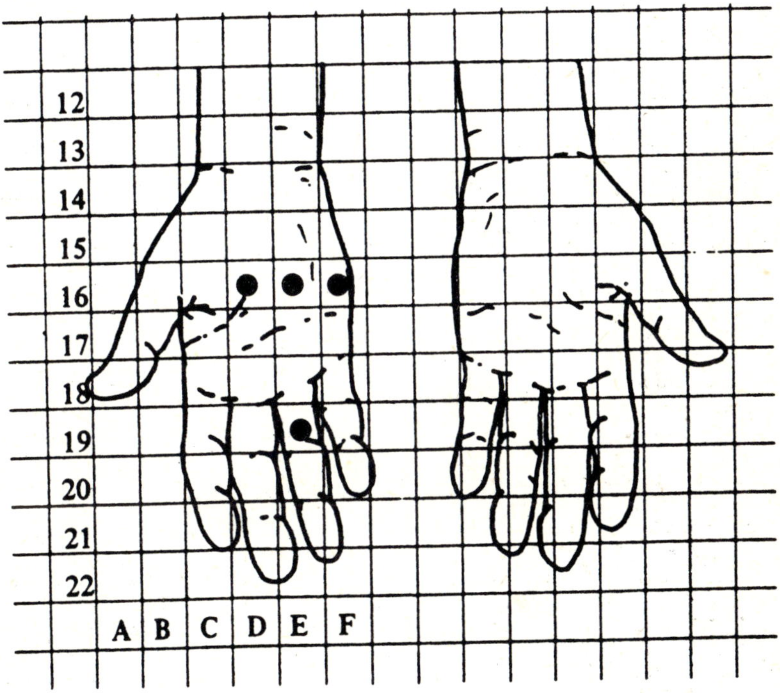

Name des Handpunktes: **Gebärmutter**

Lage des Punktes: C—13

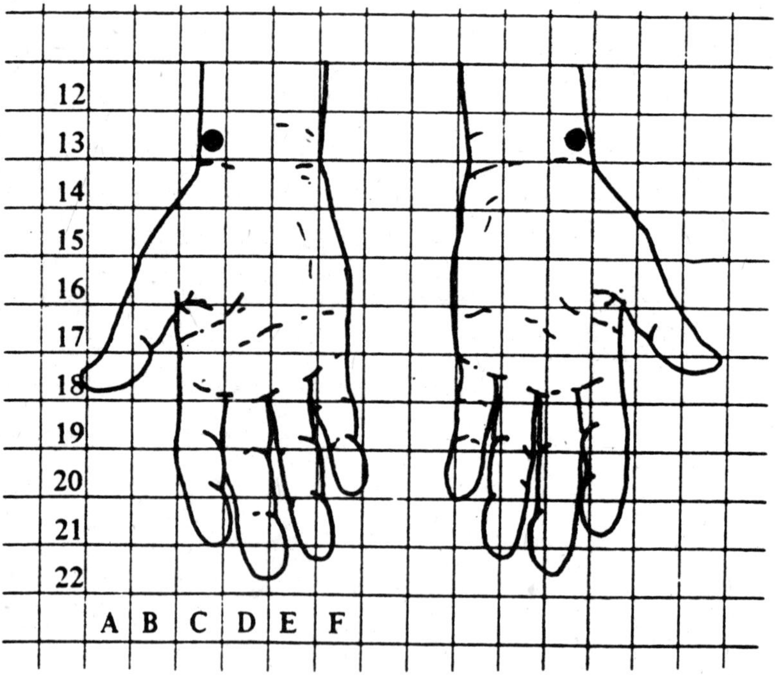

Name des Handpunktes: **Gehirn**

Lage des Punktes: A—17

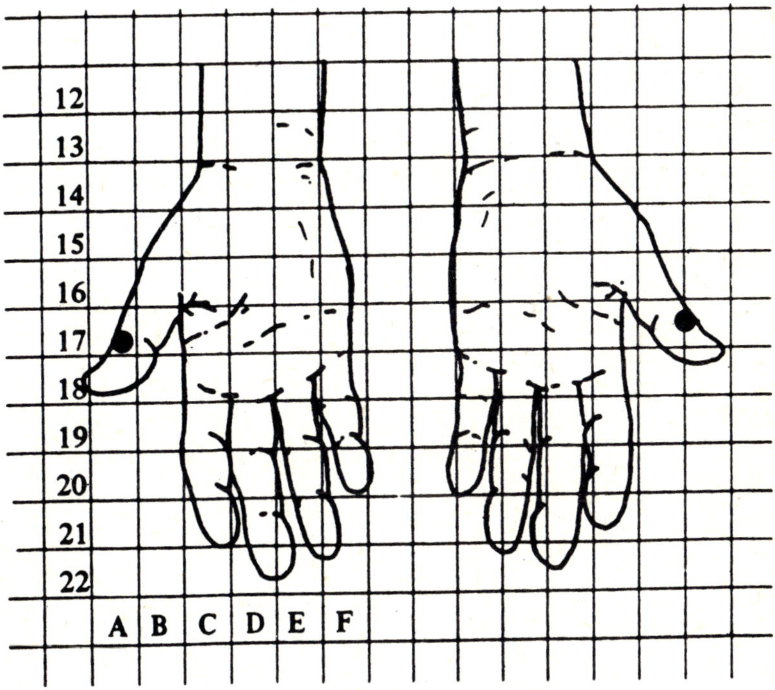

Name des Handpunktes: **Geistige Kräfte, Geschicklichkeit**

Lage des Punktes: A—18; B—18

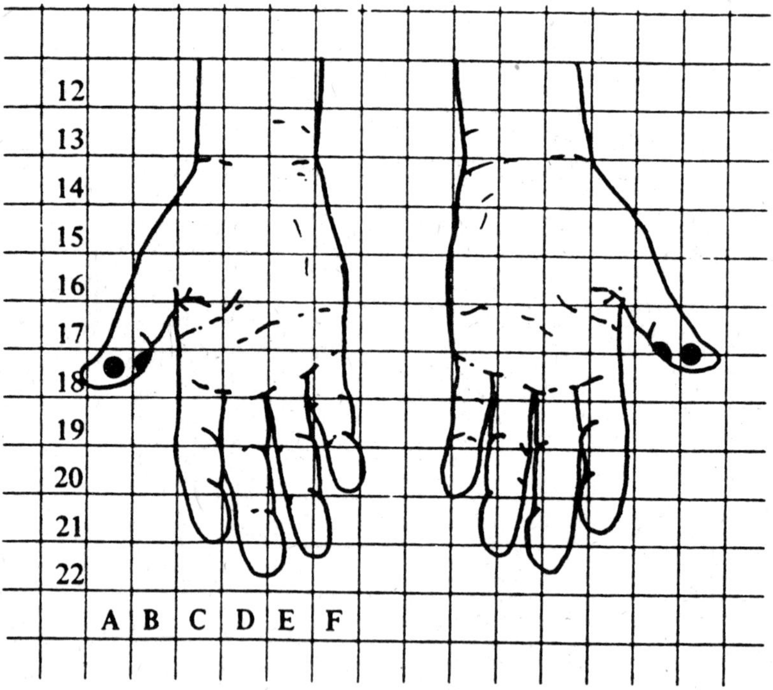

Name des Handpunktes: **Geschlechtsorgane**

Lage des Punktes: C—13; D—14; E—14

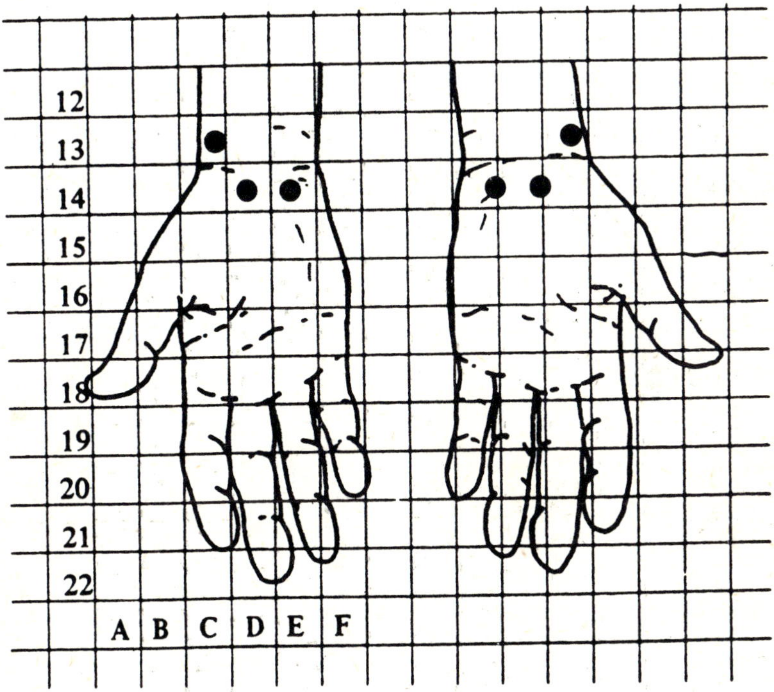

Name des Handpunktes: **Hacke** (Ferse)

Lage des Punktes: D—14

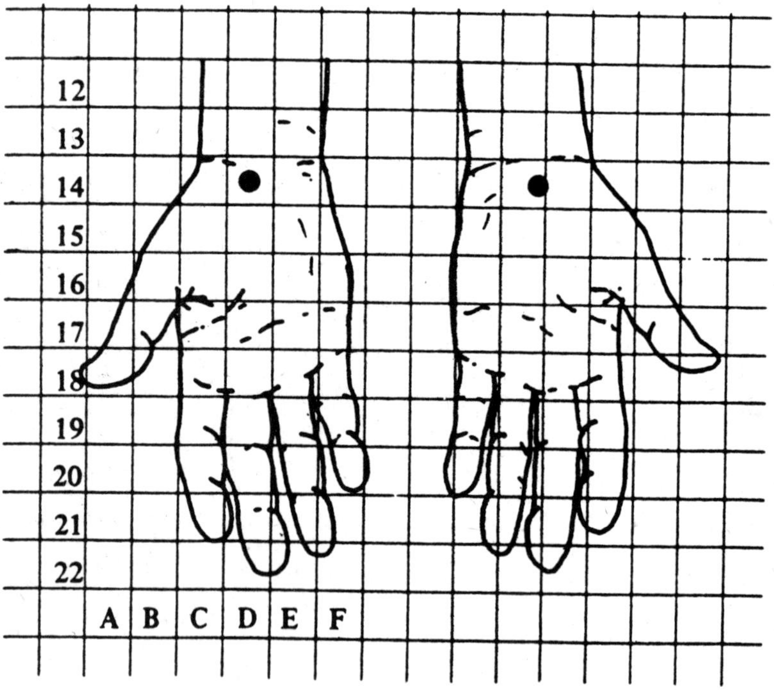

Name des Handpunktes: **Hals, Nacken**

Lage des Punktes: B—7; C—7

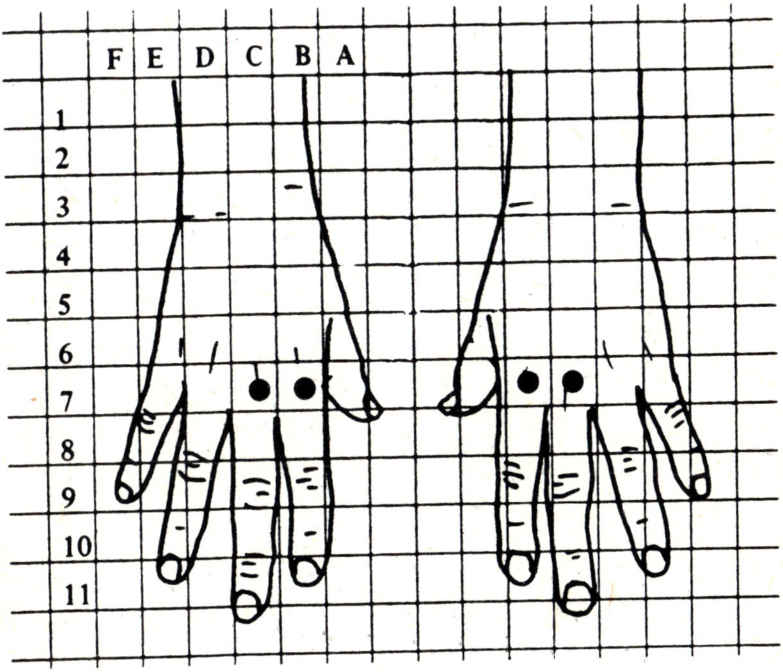

Name des Handpunktes: **Hals, Nacken** (Fortsetzung)

Lage des Punktes: A—17; B—15, 16, 17

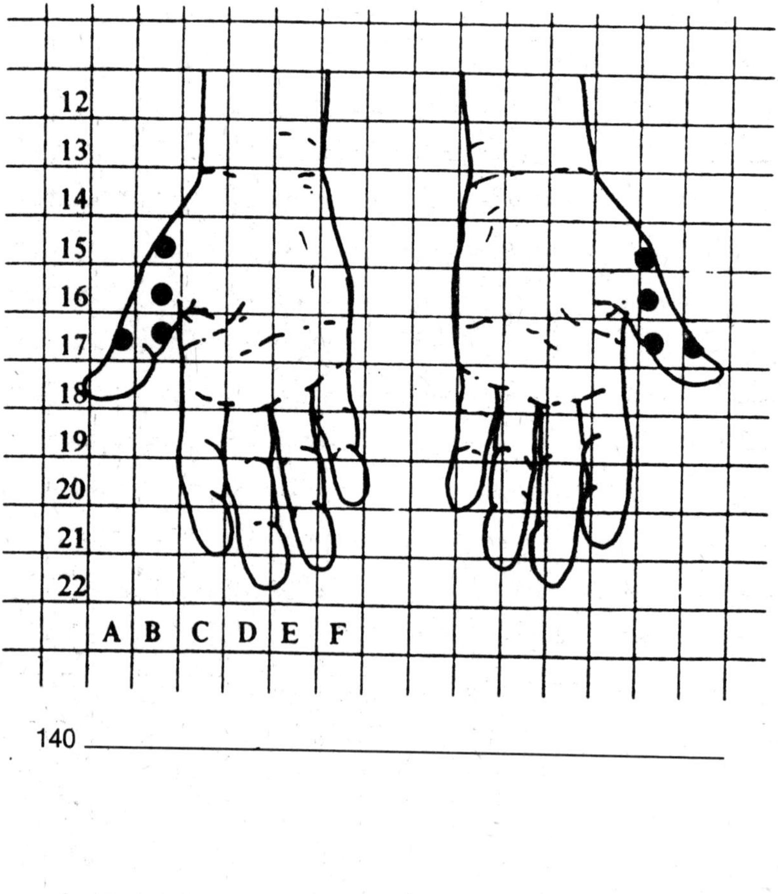

Name des Handpunktes: **Handgelenk**

Lage des Punktes: C—4

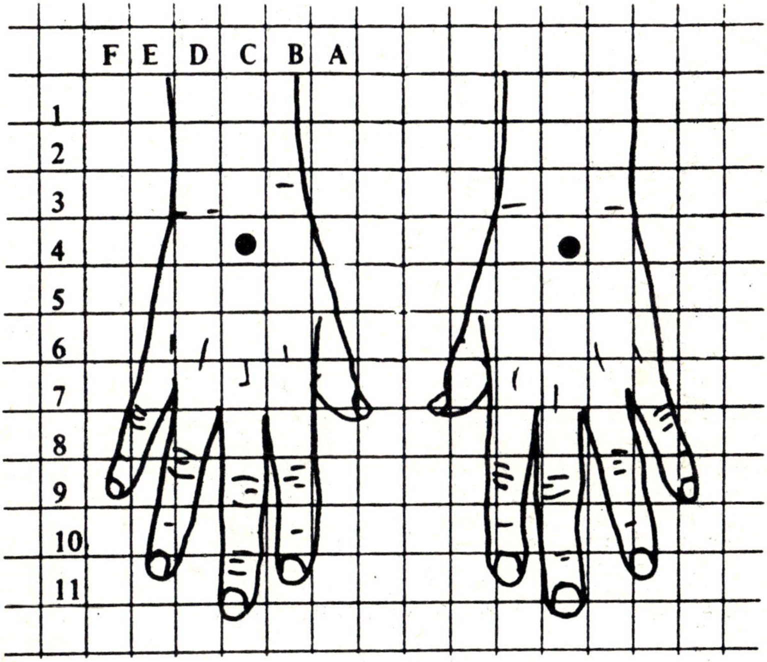

Name des Handpunktes: **Herz**

Lage des Punktes: C—15, 17 (nur linke Hand); D—17 (nur linke Hand), D—21; E—16 (linke Hand); F—15, 16, 17

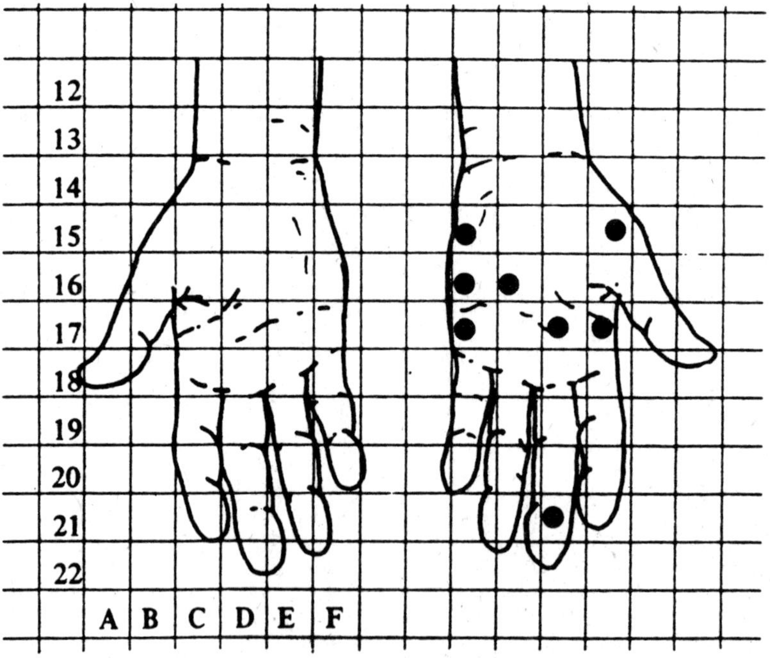

Name des Handpunktes: **Hinterkopf**

Lage des Punktes: E—7; F—7

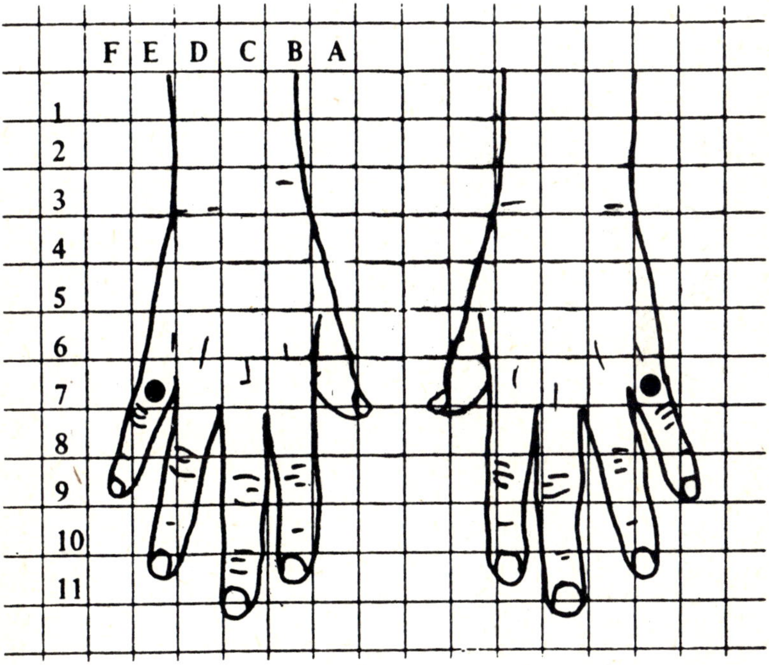

Name des Handpunktes: **Hoden**

Lage des Punktes: E—13

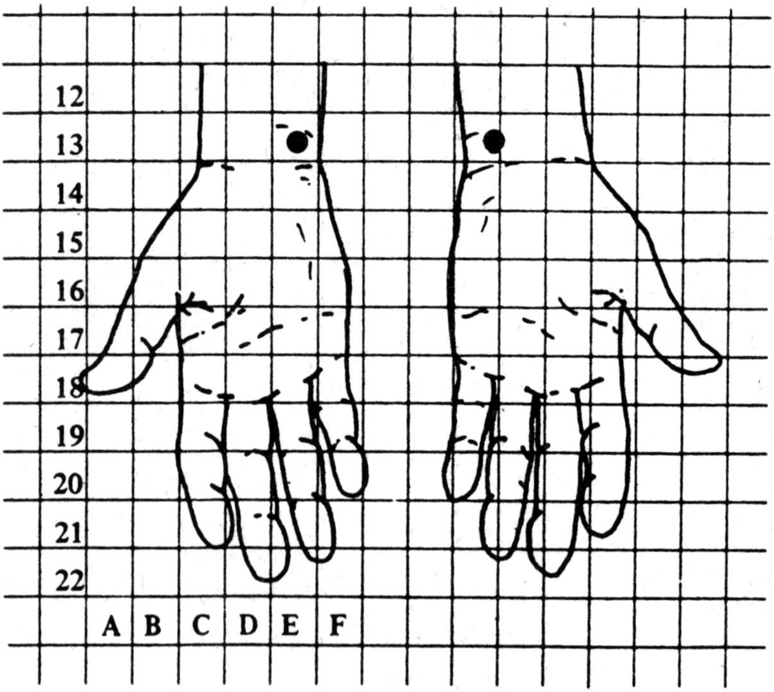

Name des Handpunktes: **Hüfte**

Lage des Punktes: E—14; F—14

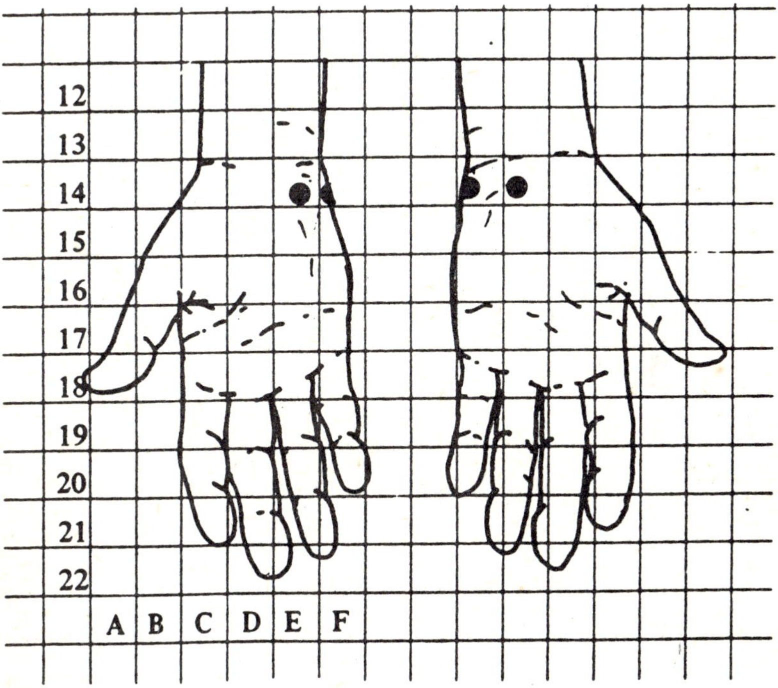

Name des Handpunktes: **Hypophyse, Hirnanhangsdrüse**

Lage des Punktes: A—18

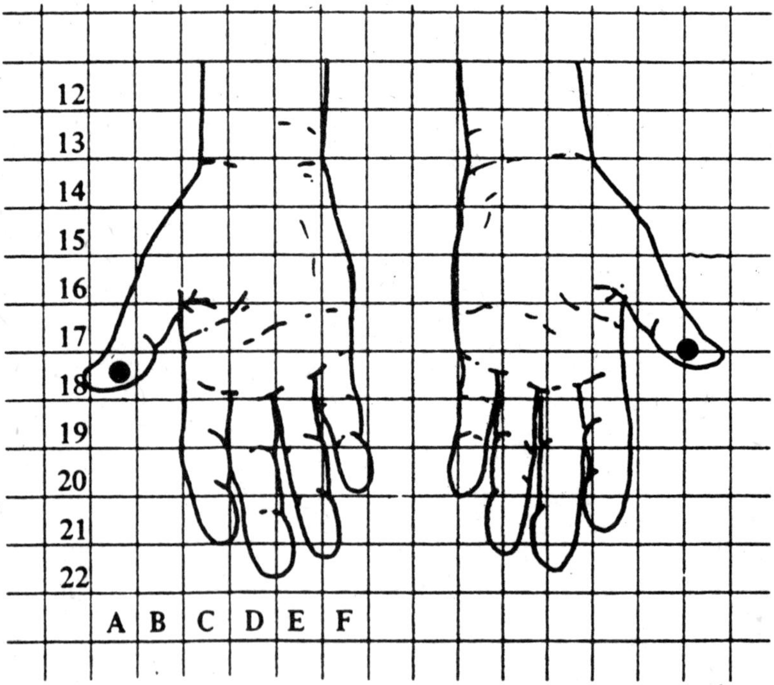

Name des Handpunktes: **Hypothalamus** (Boden des Zwischenhirns)

Lage des Punktes: A—17

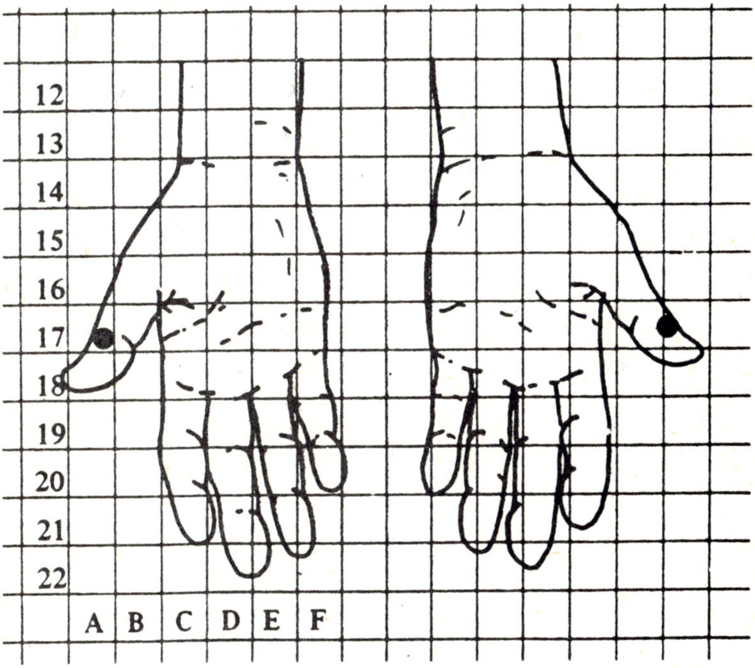

Name des Handpunktes: **Ischiasnerv**

Lage des Punktes: D—6, 7

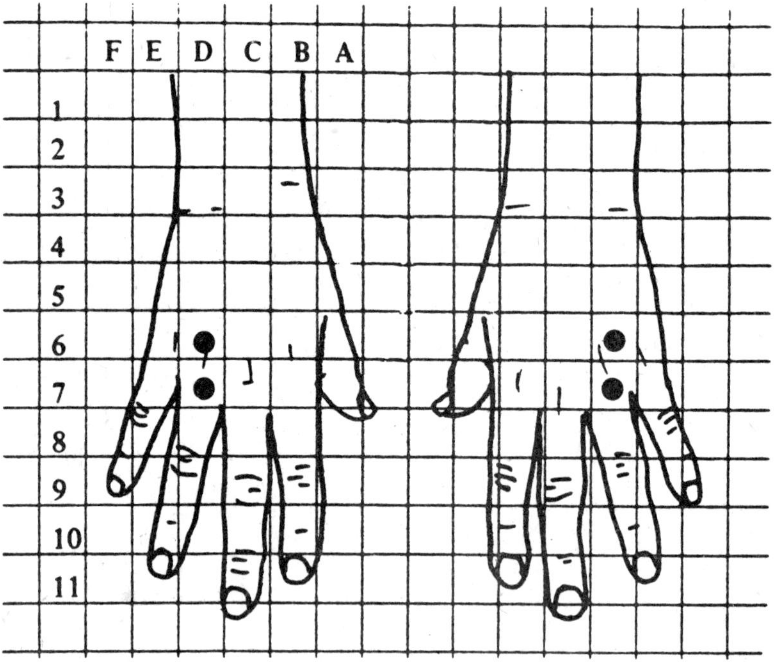

Name des Handpunktes: **Kehle**

Lage des Punktes: C—7; D—7

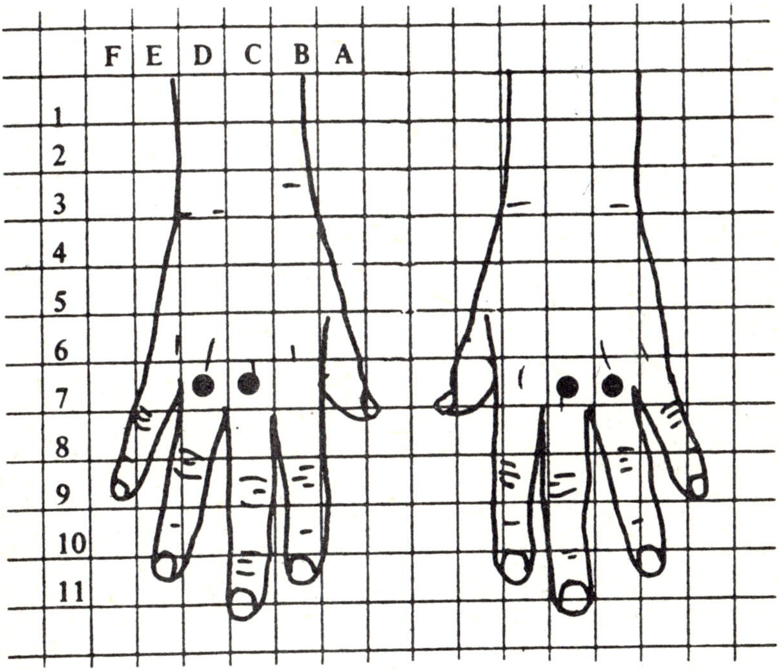

Name des Handpunktes: **Kehle** (Fortsetzung)

Lage des Punktes: B—16; C—16

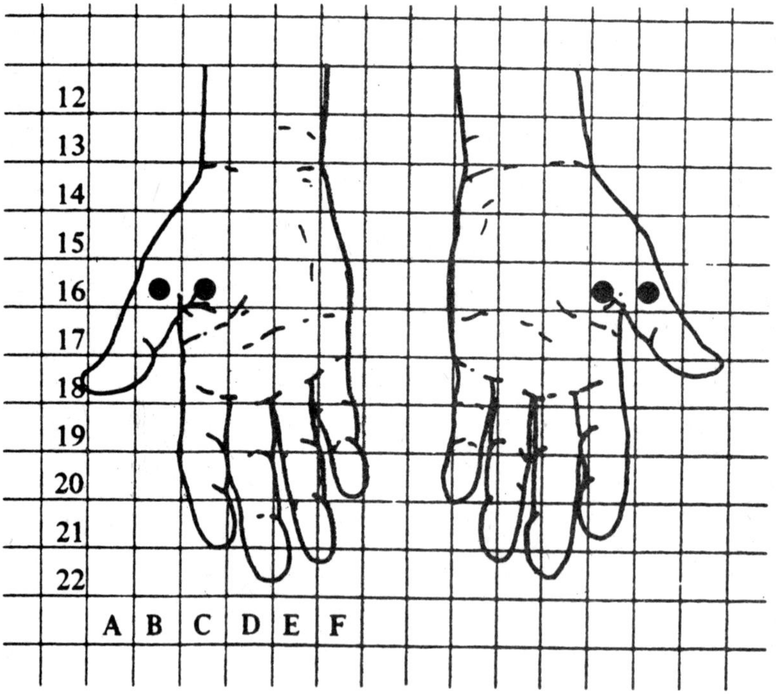

Name des Handpunktes: **Kopf**

Lage des Punktes: B—5

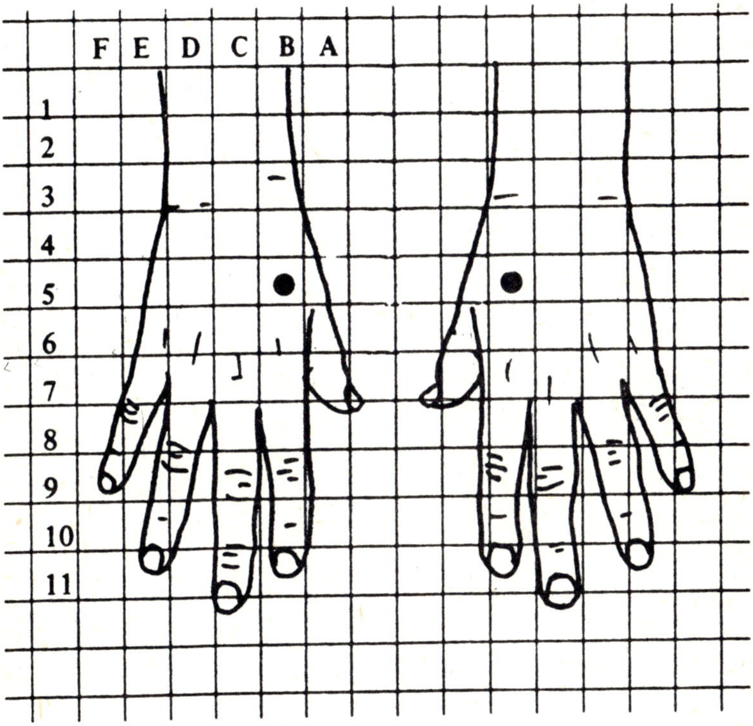

Name des Handpunktes: **Kopf** (Fortsetzung)

Lage des Punktes: A—17, 18; F—17 (Schädel)

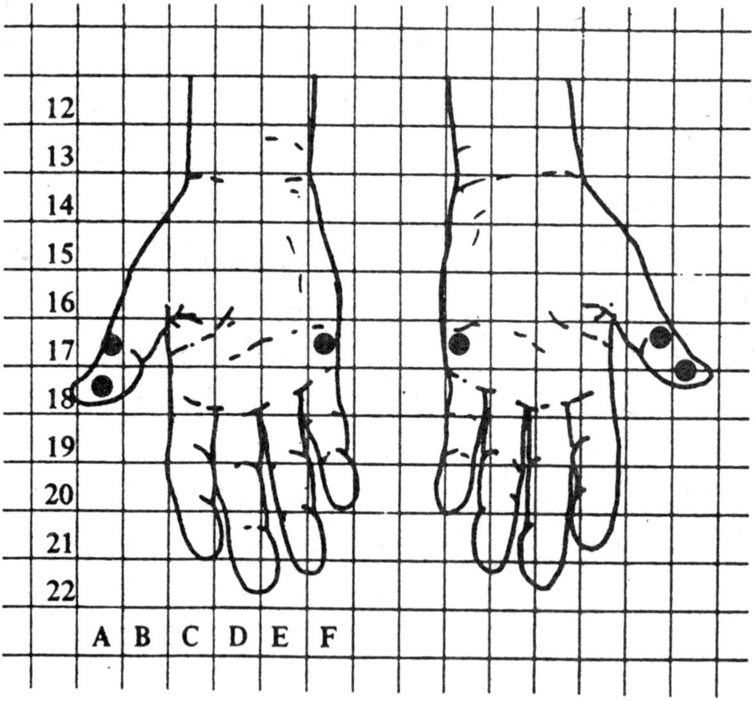

Name des Handpunktes: **Krummdarm**

Lage des Punktes: E—15 (nur rechte Hand)

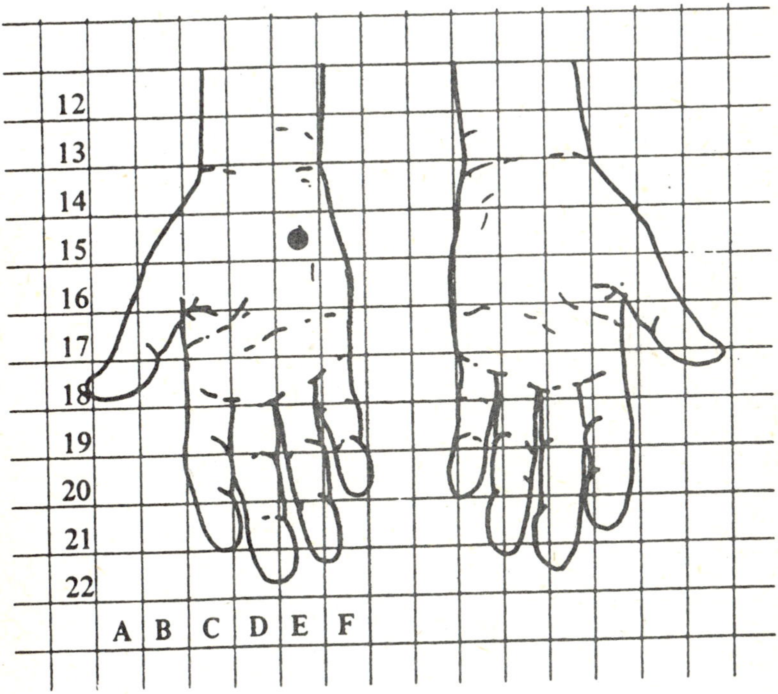

Name des Handpunktes: **Leber**

Lage des Punktes: D—16 (nur rechte Seite); E—16 (rechte Seite), E—17, 19; F—16 (nur rechte Seite), F—17

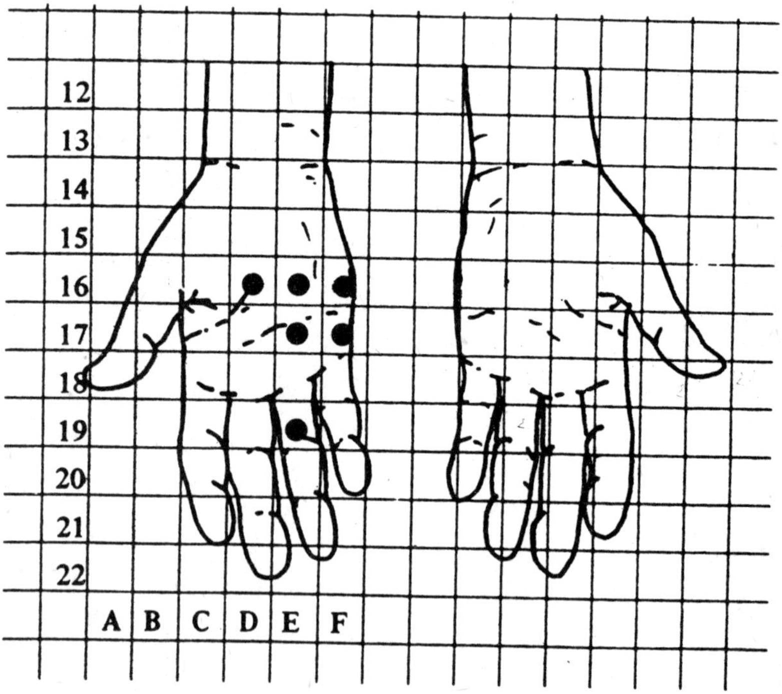

Name des Handpunktes: **Lungen**

Lage des Punktes: C—17; D—16, 17, 18; E—17

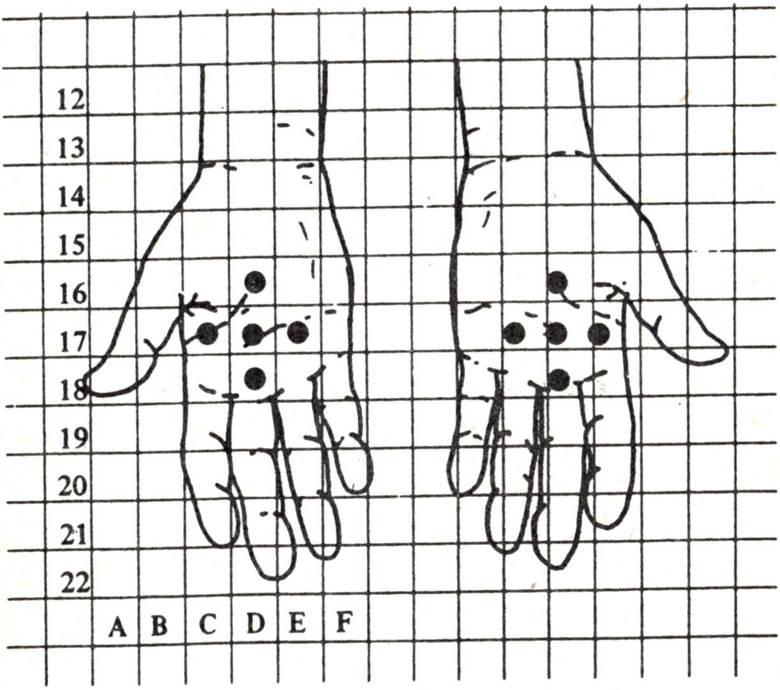

Name des Handpunktes: **Magen**

Lage des Punktes: C—16, 17; D—16

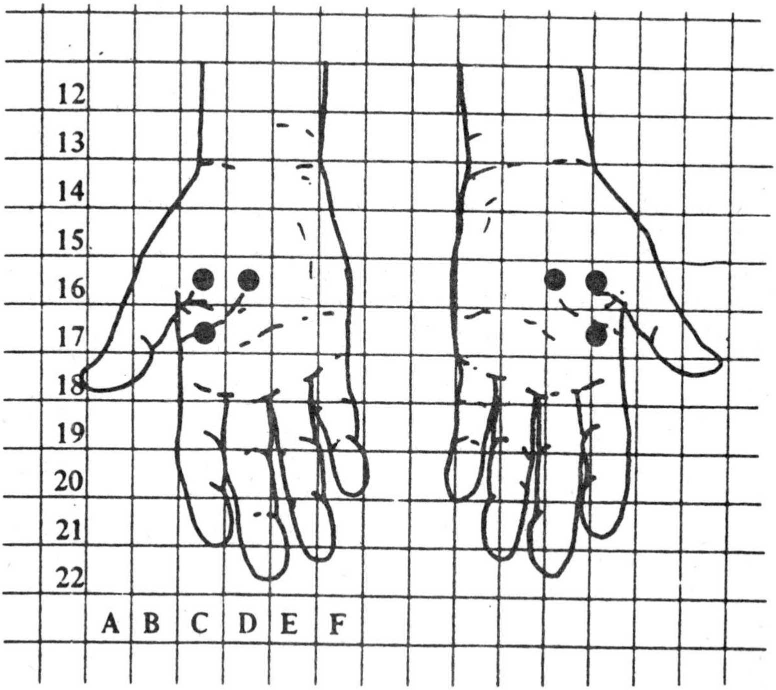

Name des Handpunktes: **Magen / Darm**

Lage des Punktes: D—16; E—15

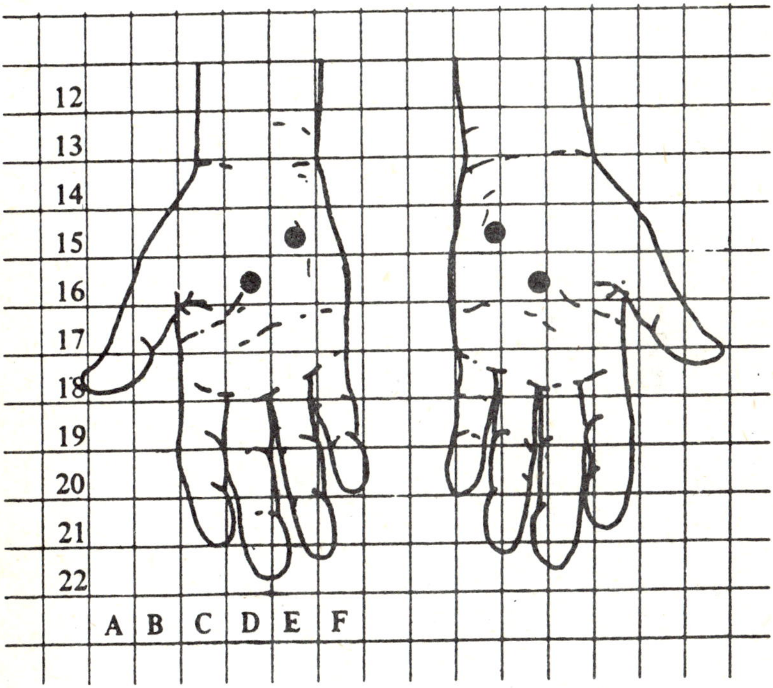

Name des Handpunktes: **Mandeln**

Lage des Punktes: C—17, 18

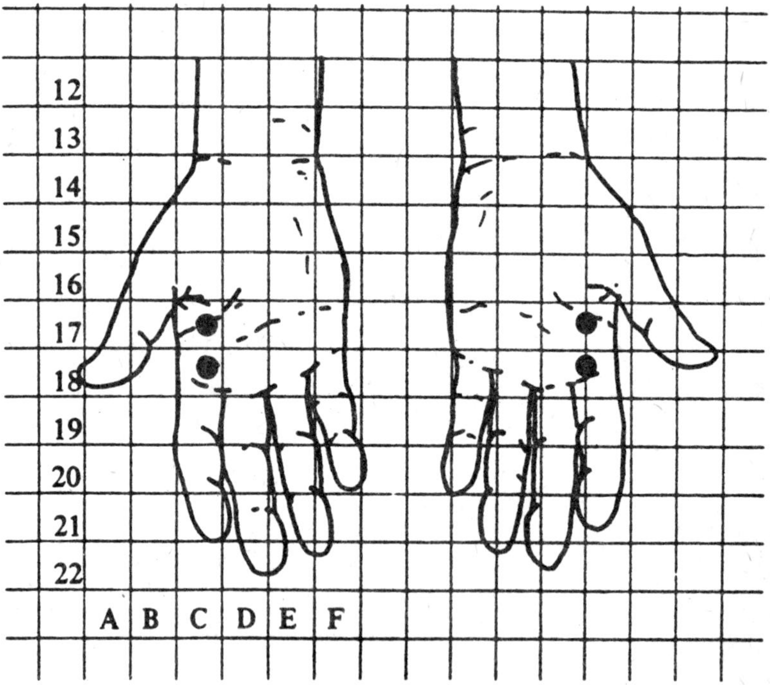

Name des Handpunktes: **Mastdarm, Enddarm**

Lage des Punktes: C—14, 15; D—14

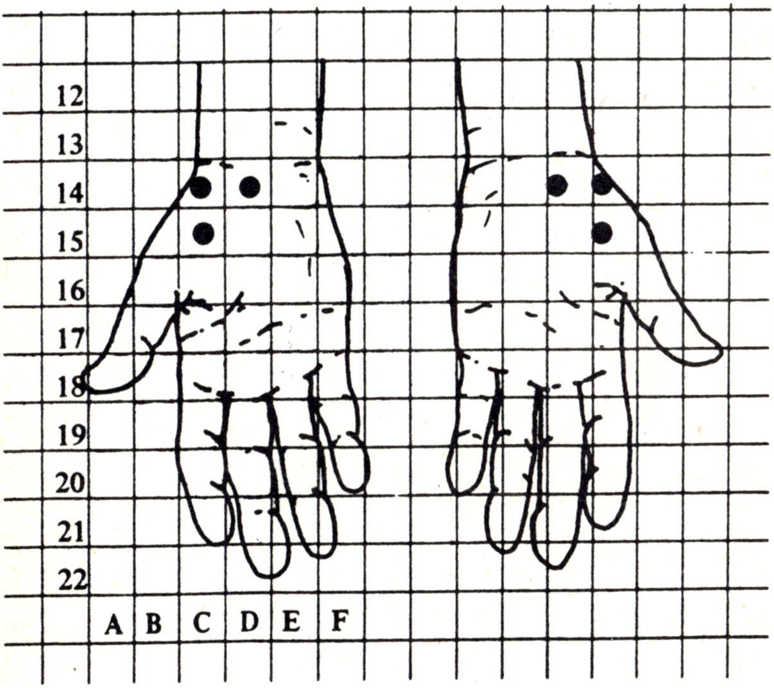

Name des Handpunktes: **Milz**

Lage des Punktes: D—16 (nur linke Hand); E—15, 16 (nur linke Hand), E—20, 21 (linke Hand ?); F—15 (nur linke Hand)

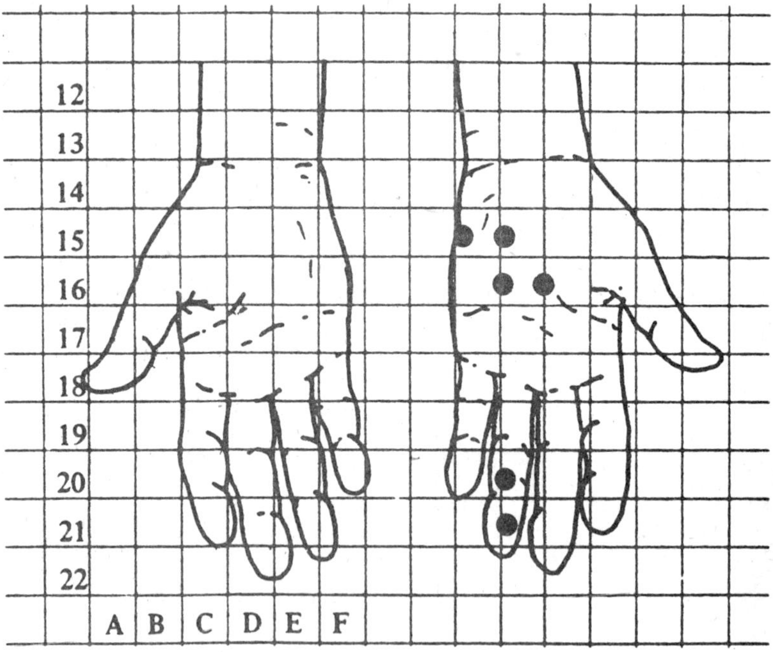

Name des Handpunktes: **Mund**

Lage des Punktes: D—18

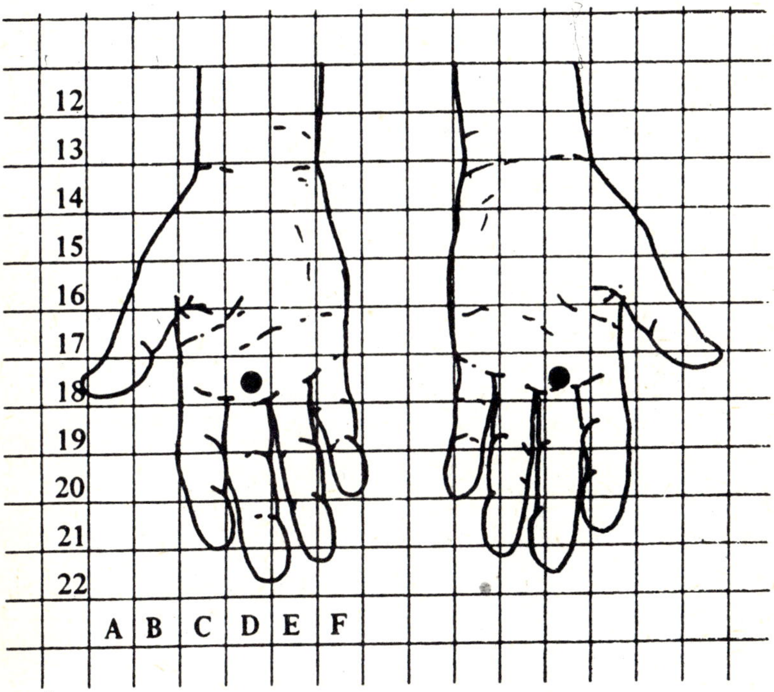

Name des Handpunktes: **Muskeln, Muskelstärke**

Lage des Punktes: C—15, 16, 19, 20, 21; D—19, 20, 21, 22

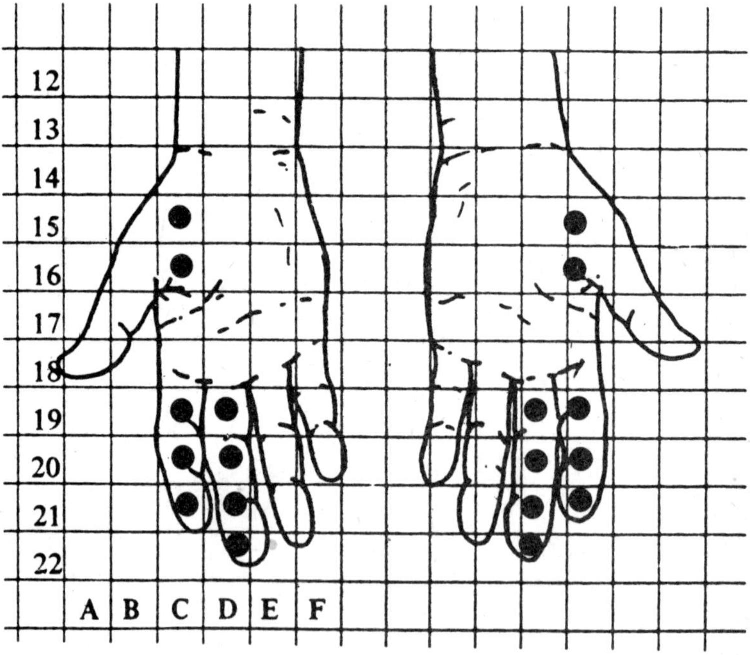

Name des Handpunktes: **Nase**

Lage des Punktes: B—5

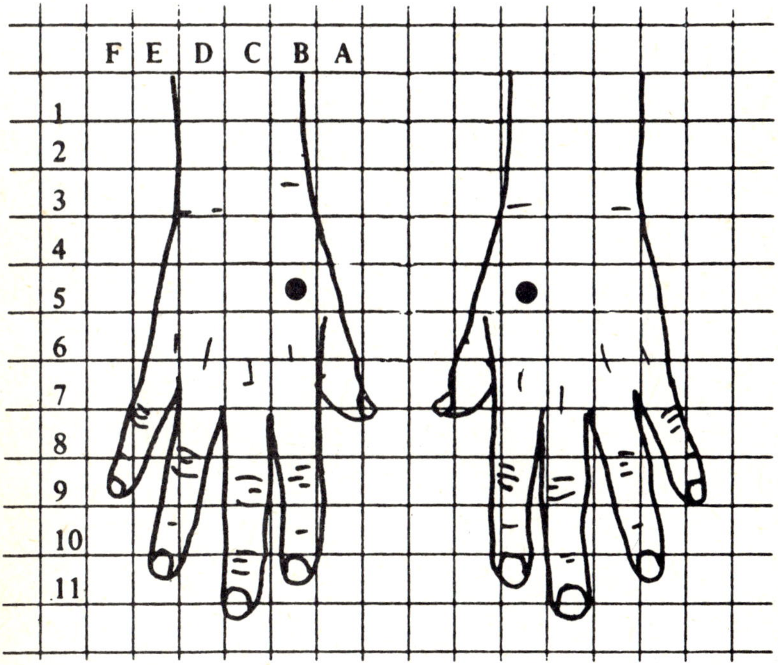

Name des Handpunktes: **Nase** (Fortsetzung)

Lage des Punktes: C—18

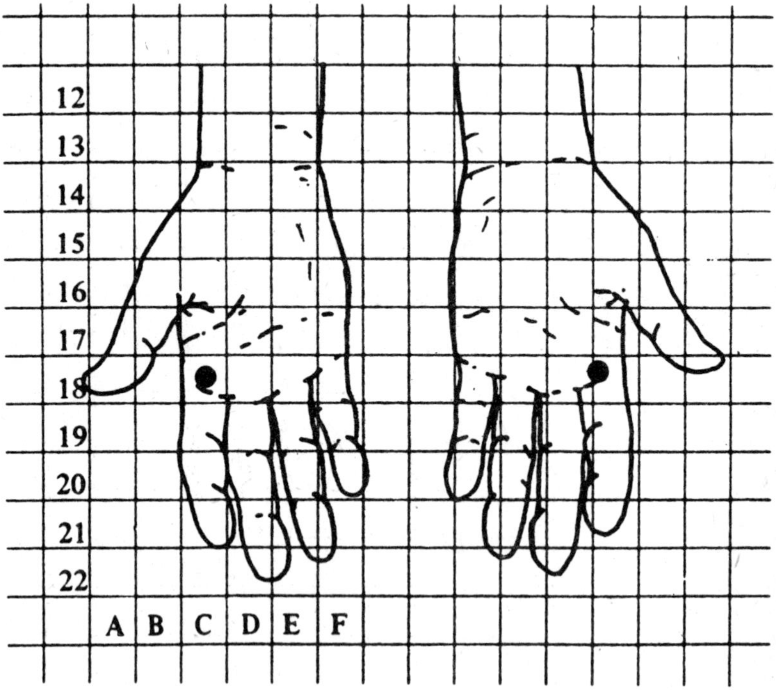

Name des Handpunktes: **Nasennebenhöhlen**

Lage des Punktes: C—18; D—18; E—18; F—18

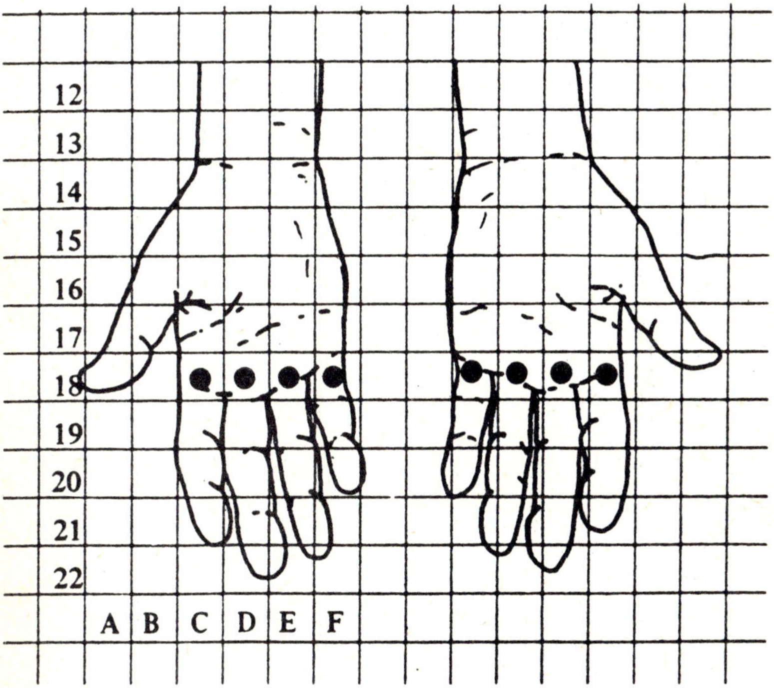

Name des Handpunktes: **Nebennieren**

Lage des Punktes: D—17, 19, 20; E—16

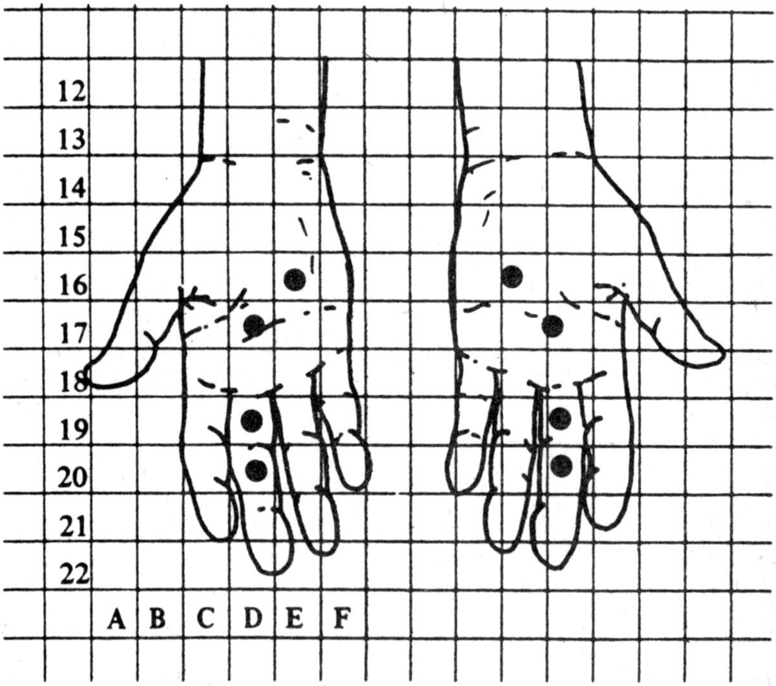

Name des Handpunktes: **Nerven**

Lage des Punktes: A—17, 18; B—15, 16, 17, 18; C—19, 20, 21; D—19, 20, 21, 22

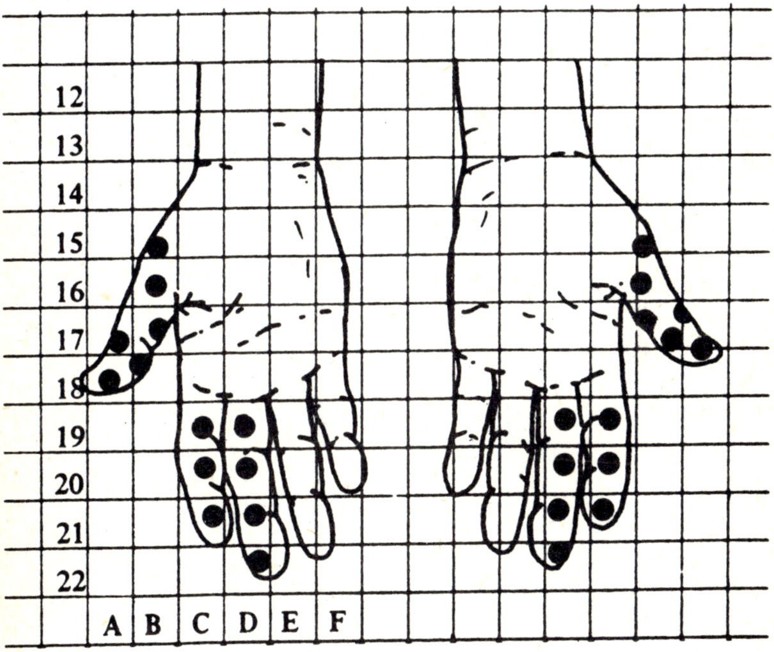

Name des Handpunktes: **Nieren**

Lage des Punktes: D—17; E—15, 16, 17

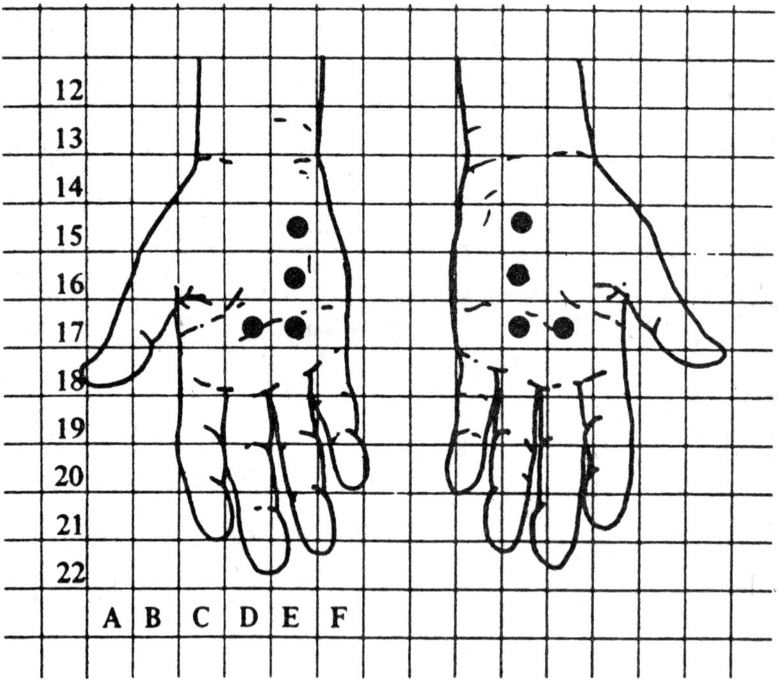

Name des Handpunktes: **Ohr**

Lage des Punktes: E—17, 18; F—18, 19, 20

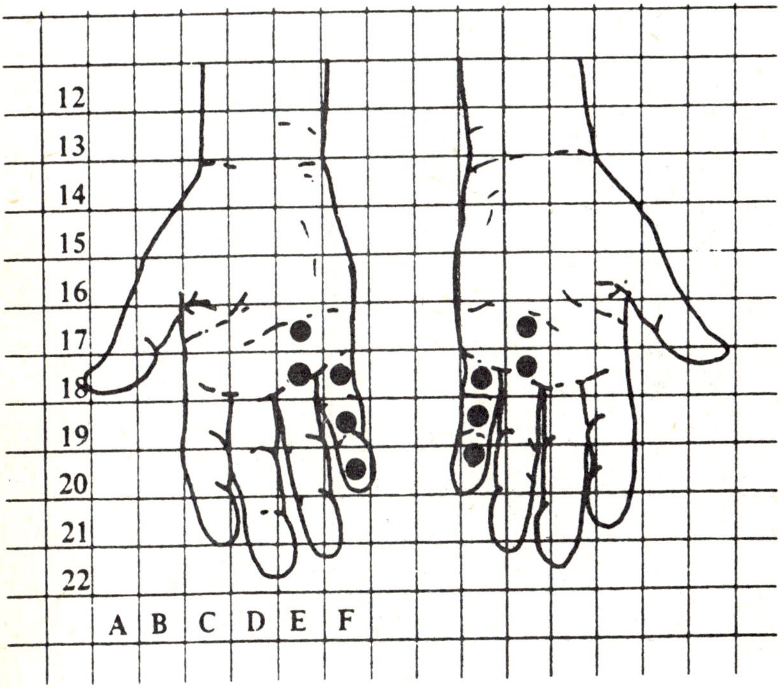

Name des Handpunktes: **Ohr** (inneres), **Hören**

Lage des Punktes: E—19, 20, 21, 22; F—19, 20

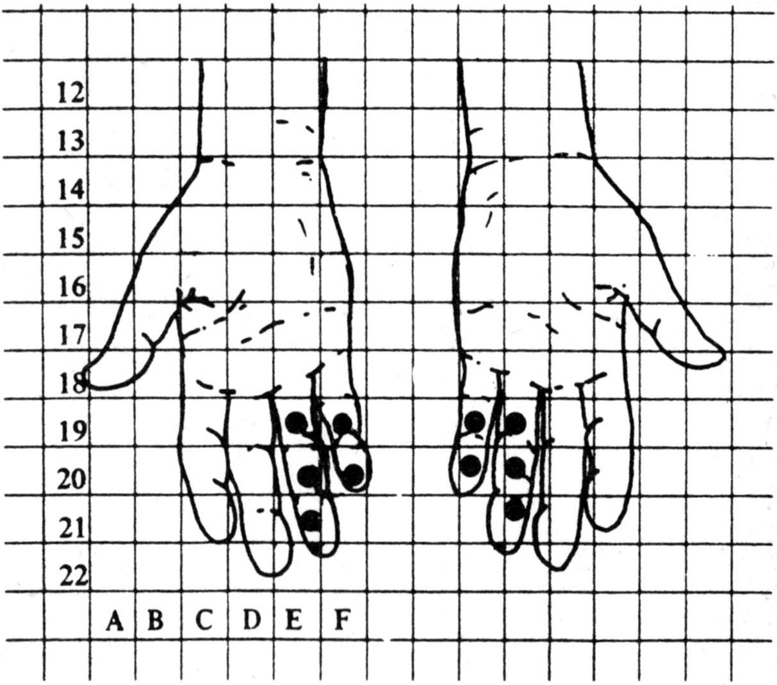

Name des Handpunktes: **Ohrspeicheldrüse**

Lage des Punktes: F—18

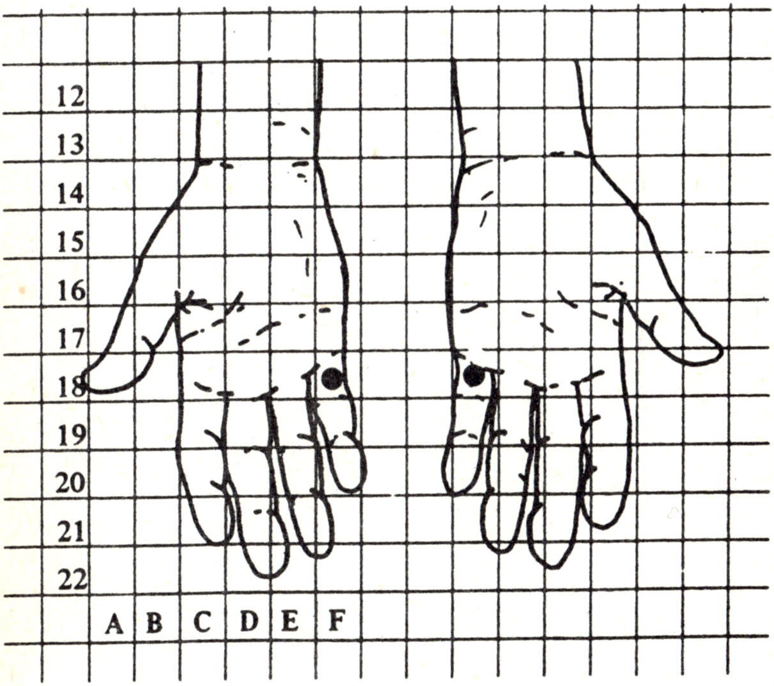

Name des Handpunktes: **Prostata** (Vorsteherdrüse)

Lage des Punktes: C—13

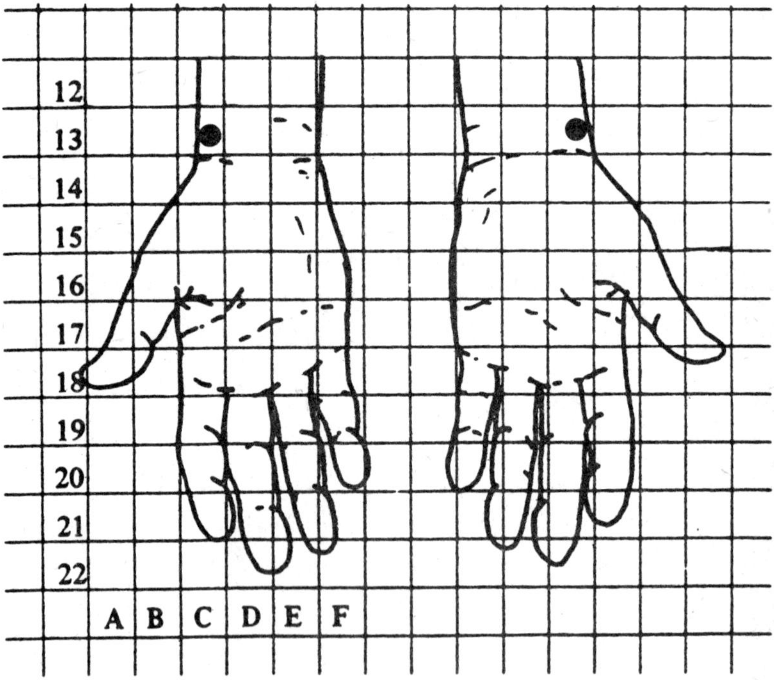

Name des Handpunktes: **Rückenmark**

Lage des Punktes: E—6

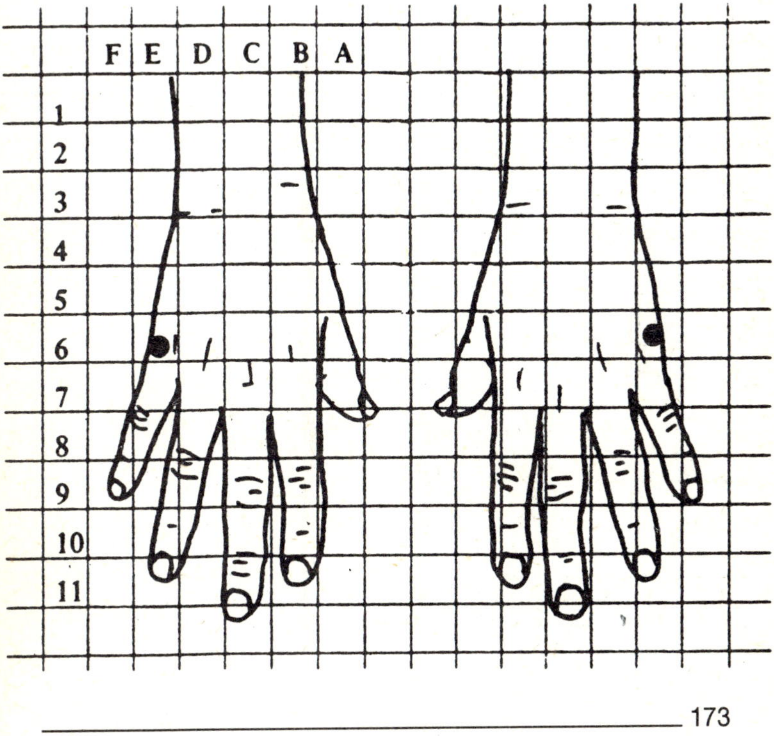

Name des Handpunktes: **Rückenmark** (Fortsetzung)

Lage des Punktes: C—14, 15, 16, 17

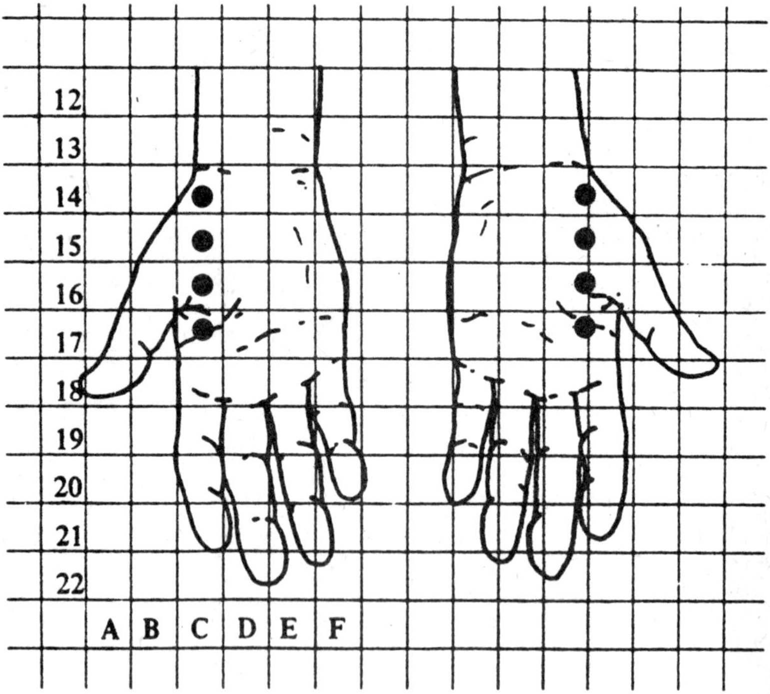

Name des Handpunktes: **Schilddrüse und Nebenschilddrüse**

Lage des Punktes: C—15, 16, 18

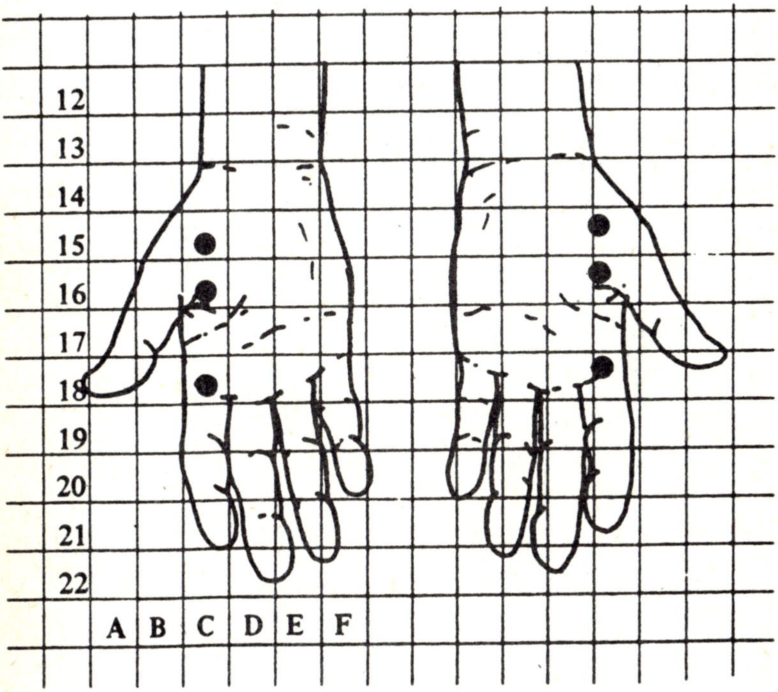

Name des Handpunktes: **Schulter**

Lage des Punktes: B—7

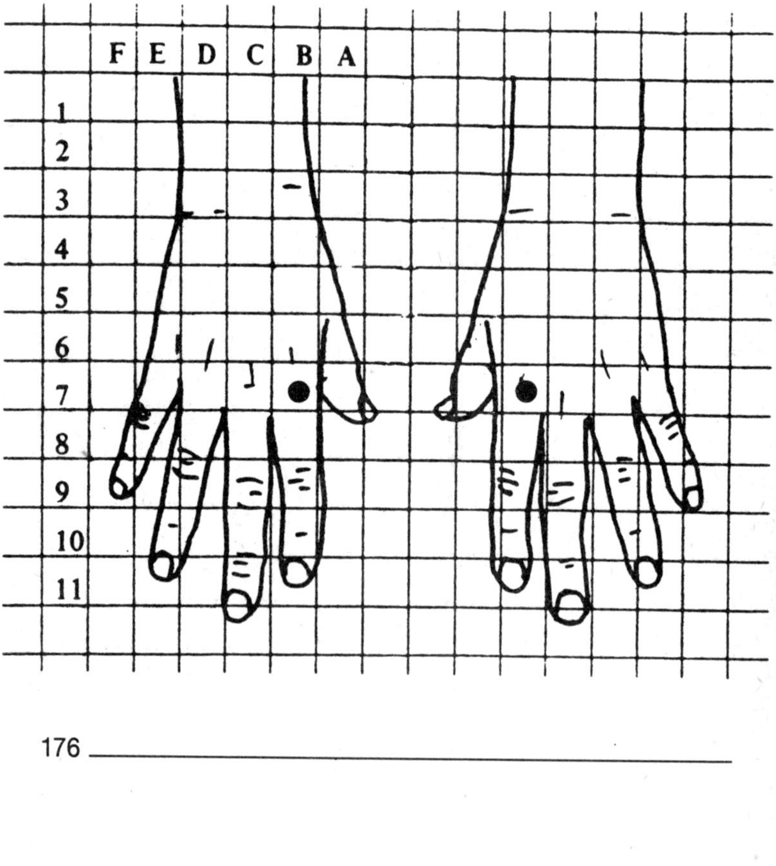

Name des Handpunktes: **Schulter** (Fortsetzung)

Lage des Punktes: F—15

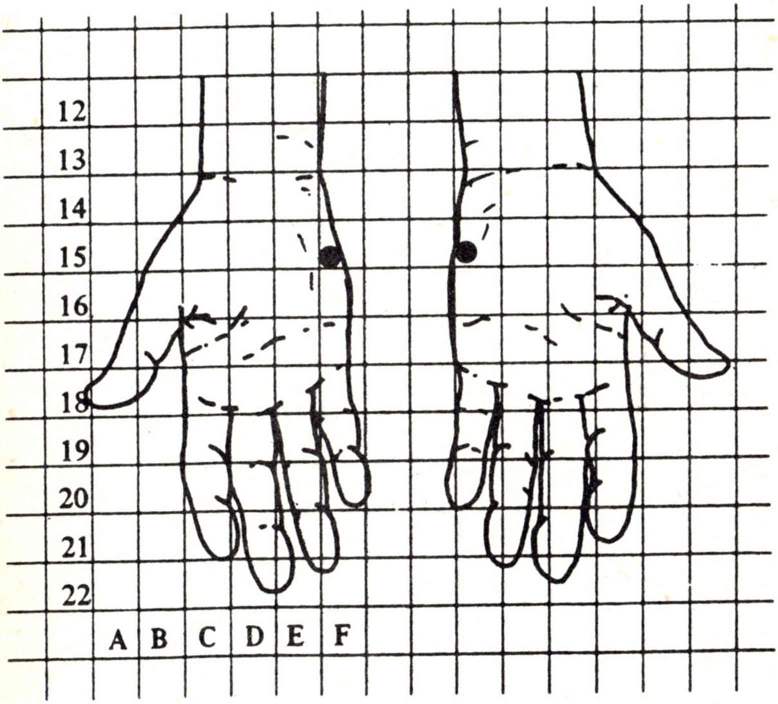

Name des Handpunktes: **Sonnengeflecht** (Solar plexus)

Lage des Punktes: C—17

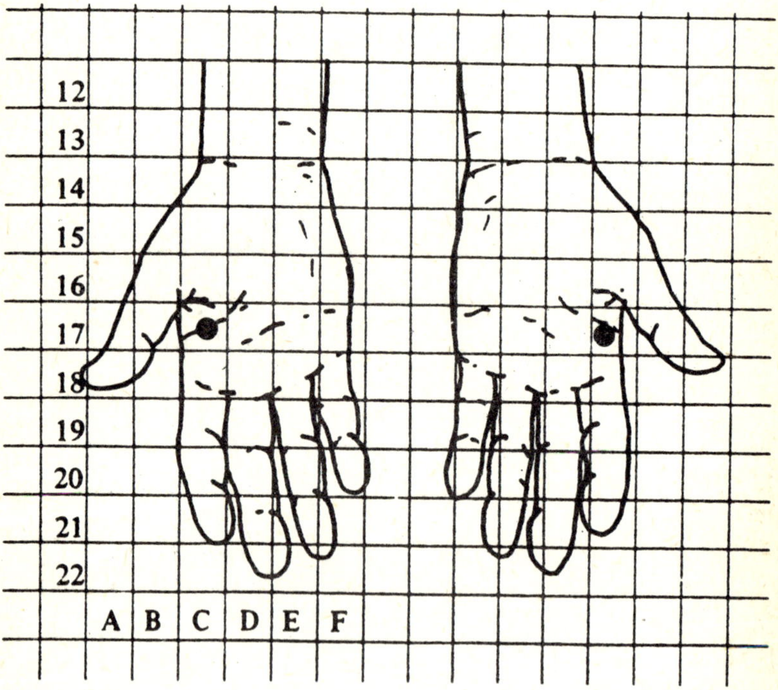

Name des Handpunktes: **Steißbein**

Lage des Punktes: D—14

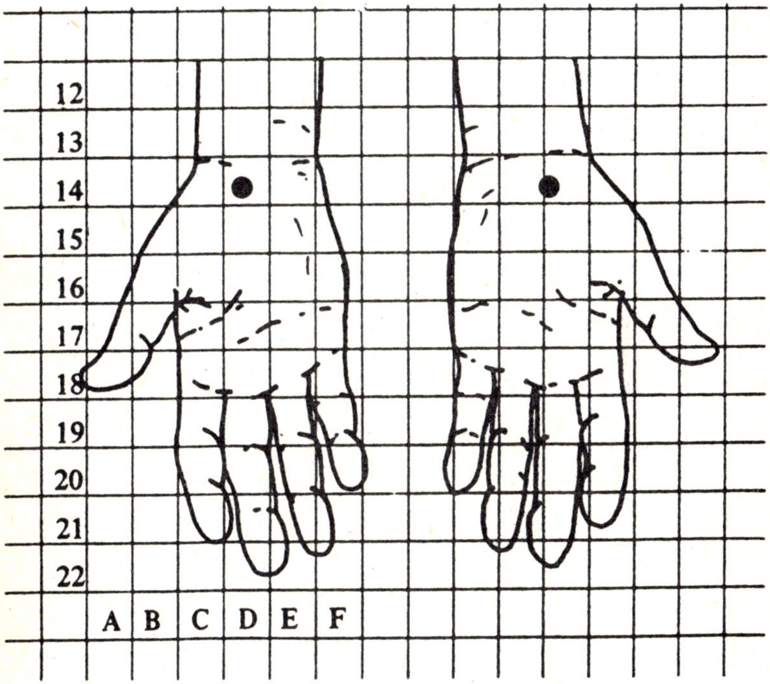

Name des Handpunktes: **Stirn**

Lage des Punktes: B—8, 9

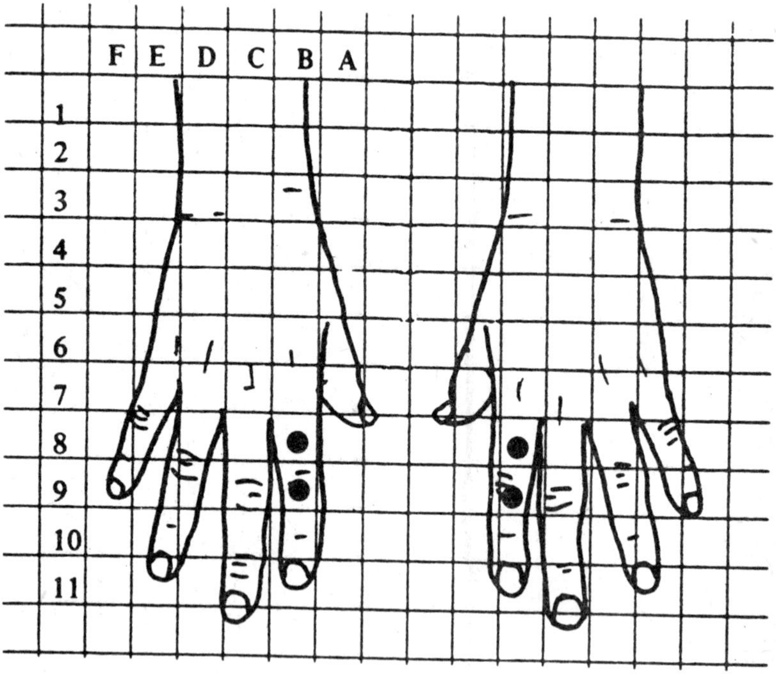

Name des Handpunktes: **Taille**

Lage des Punktes: C—5; D—5

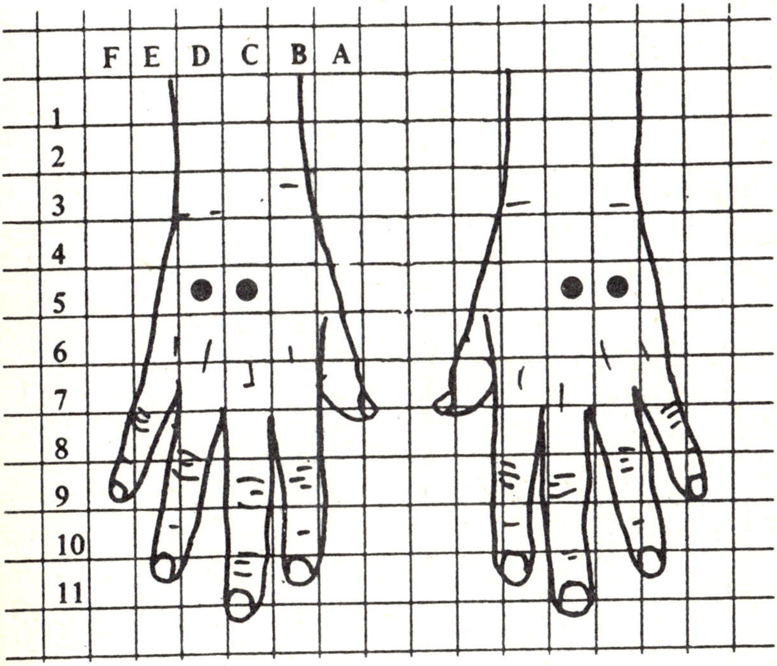

Name des Handpunktes: **Thymus, Thymusdrüse**

Lage des Punktes: C—18; D—17, 18

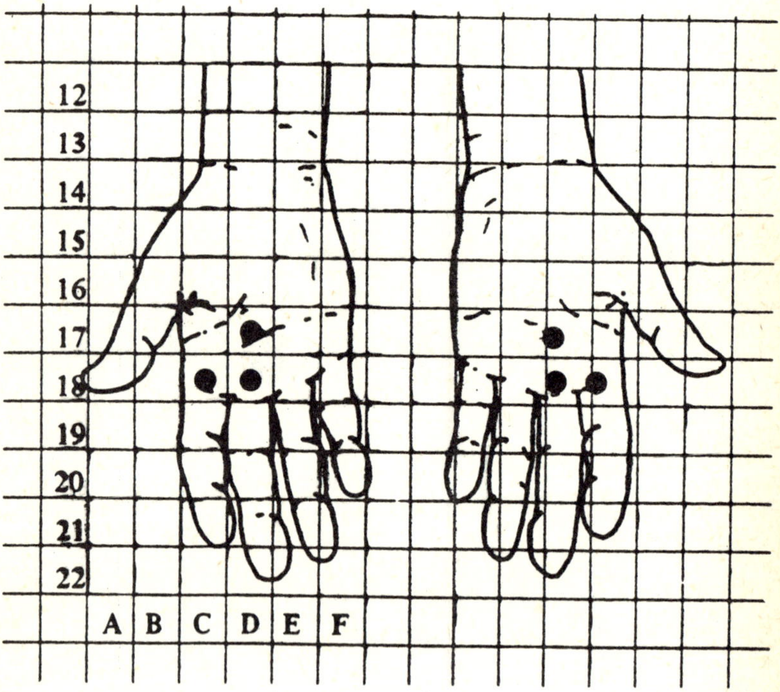

Name des Handpunktes: **Verdauung** (Nahrung)

Lage des Punktes: B—15, 16; C—14

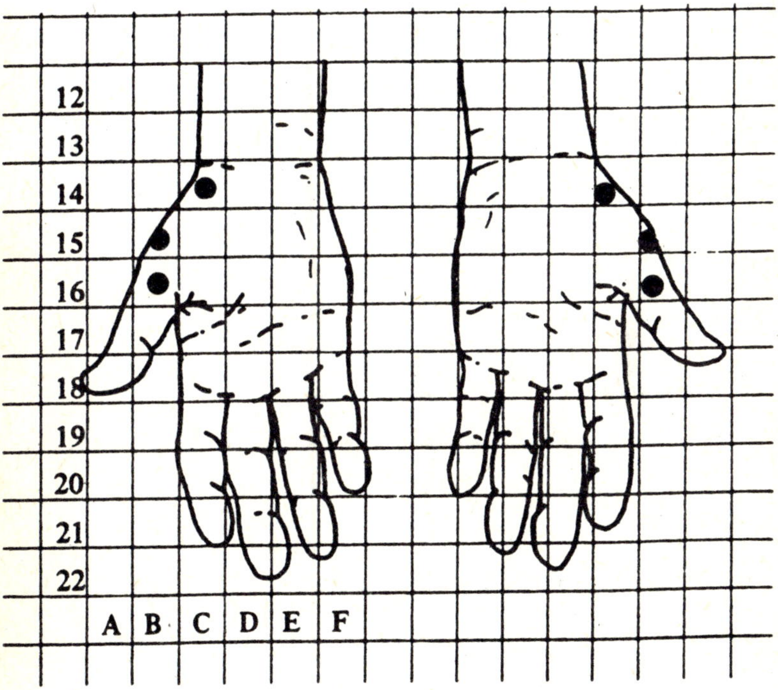

Name des Handpunktes: **Wirbel**

Lage des Punktes: C—5; D—5

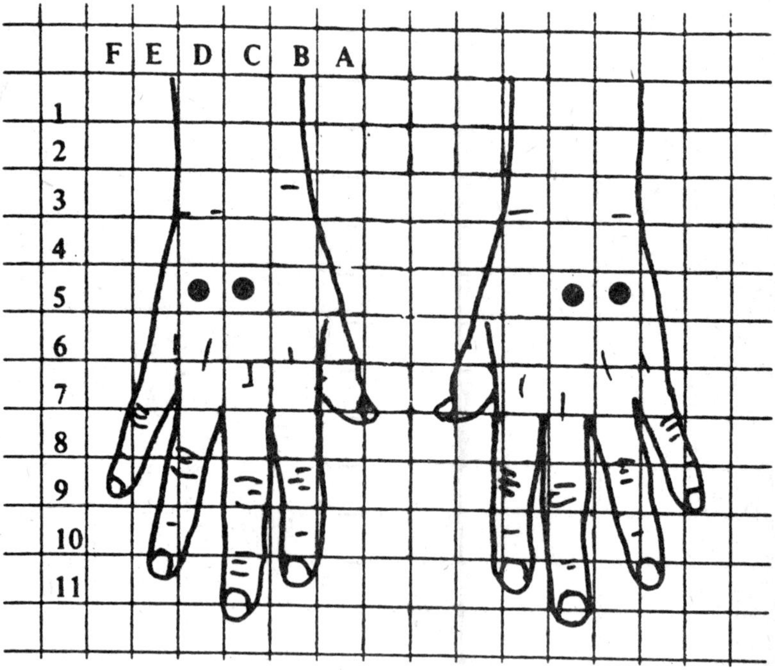

Name des Handpunktes: **Wirbel** (Fortsetzung)

Lage des Punktes: D—13; E—13

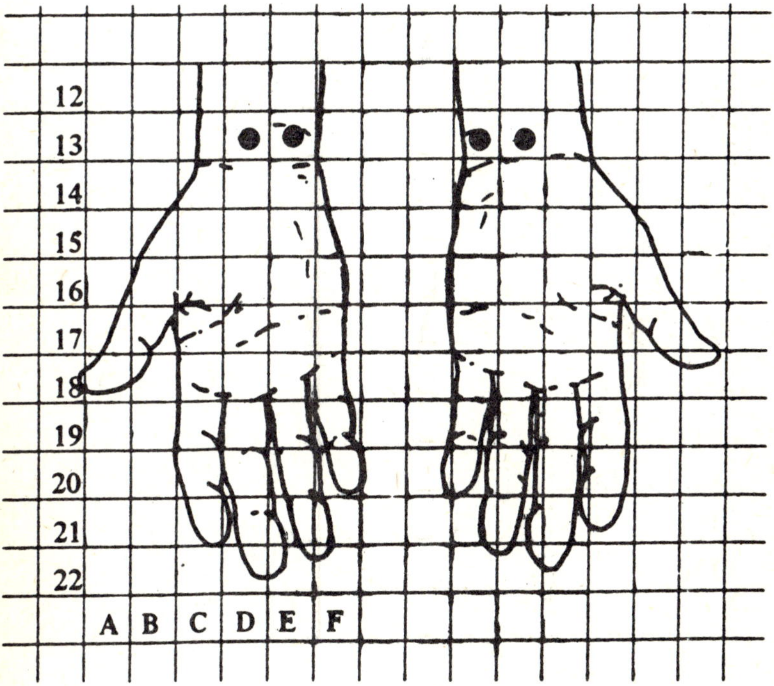

Name des Handpunktes: **Zahn; Zähne**

Lage des Punktes: D—18

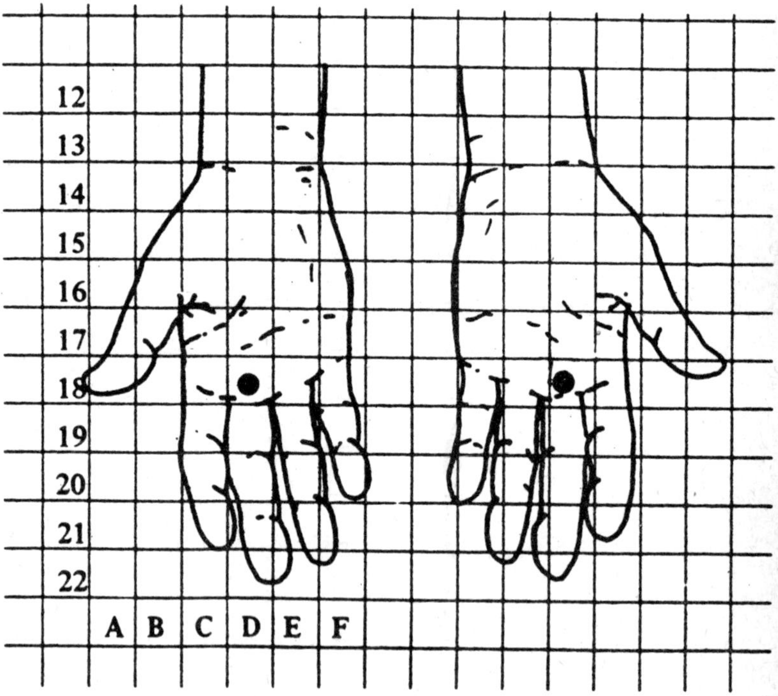

Name des Handpunktes: **Zirbeldrüse**

Lage des Punktes: A—18

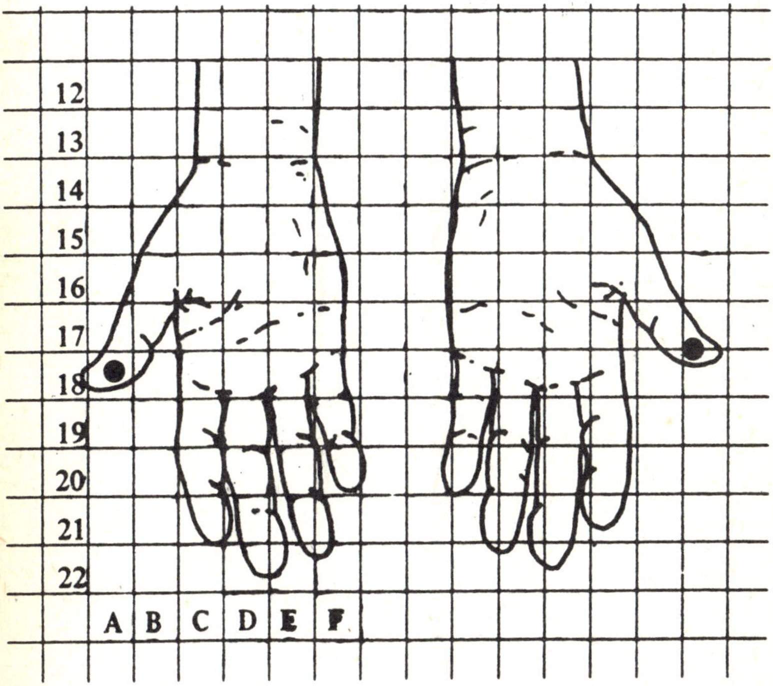